Der Camino -
ich lebte einen Traum

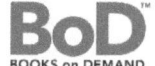

Dieses Buch widme ich allen Menschen, die mich, für längere Zeit oder auch nur für Augenblicke, auf meinem Jakobsweg begleitet haben, wobei jeder als wichtiges Puzzleteil dazu beitrug, ein wunderschönes Bild zu gestalten.

Jürg Nüesch

Der Camino -
ich lebte einen Traum

Reisetagebuch mit Erlebnissen und
Erfahrungen auf dem Jakobsweg
von Le Puy en Velay nach
Santiago, Finisterre
und Muxía

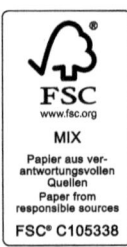

Bibliografische Information der Deutschen Nationalbibliothek:
Die Deutsche Nationalbibliothek verzeichnet diese Publikation in der Deutschen Nationalbibliografie; detaillierte bibliografische Daten sind im Internet über http://dnb.dnb.de abrufbar.

© 2016 Jürg Nüesch

Illustration: **Jürg Nüesch**

Herstellung und Verlag: BoD – Books on Demand, Norderstedt

ISBN: 978-3-7386-4362-6

Vorwort

Du liest nun gerade in diesem Buch, das es eigentlich gar nicht geben sollte. Denn vor dem Camino sagte ich mir, dass ich nichts aufschreiben würde. Ich wollte einfach die kommenden Erlebnisse geniessen und in meinem Herzen speichern.

Diese meine Meinung warf ich schon nach dem Anreisetag nach le Puy en Velay über den Haufen. Bereits an diesem ersten Tag hatte ich so viele interessante Erlebnisse und Begegnungen gehabt, dass ich mir vornahm doch ein Tagebuch zu führen.

Bei Schreibbeginn wusste ich noch nicht, dass es später ein Buch geben würde für die Öffentlichkeit, da ich mit meinen Aufzeichnungen einfach die Reise für mich festhalten wollte für spätere Zeiten.

Papier hatte ich zwar keines dabei und ich wollte damit sowieso nicht den schon genug schweren Rucksack belasten. Deshalb notierte ich alles mit meinem „Einfingeradlersystem" auf dem Smartphone. Natürlich war das eine etwas langwierige Angelegenheit, da ich nicht gerade Olympiareife erreichte beim Tippen.

So schrieb ich denn jeden Tag alles auf was mir wichtig war. Dabei fügte ich nichts hinzu, was ich nicht wirklich erlebt hatte. So war es auch klar, dass es während der etwas mehr als zweimonatigen Reise auch Tage gab, die ruhig und ohne besondere Ereignisse über die Bühne gingen und diese Aufzeichnungen dadurch etwas kürzer ausfielen.

Ich bin heute äusserst froh darüber, alles aufgeschrieben zu haben. So konnte ich zu Hause beim Schreiben dieses Buches die ganze Reise wie in einem Film ein zweites Mal erleben und nachempfinden.

Noch etwas zu den Kilometerangaben. Für diese übernehme ich keine Gewähr und sie sind nur ungefähre Zahlen. Ich möchte keine Verantwortung dafür übernehmen, wenn jemand sich nach diesen Zahlen richten und dann wegen falschen Kilometerangaben zusätzliche Blasen einfangen würde.

Planung

Rund vierzig Jahre lang war ich Primarlehrer und hatte in dieser Zeit sehr viele schöne Erfahrungen mit Kindern machen dürfen.

Vor gut einem Jahr hatte ich den Beschluss gefasst, mein „Lehrerdasein" zu beenden. Als Übergang vom aktiven Berufsleben in den sogenannten „Ruhestand" wollte ich noch etwas Besonderes machen.

Zuerst dachte ich an ein dreiwöchiges Fasten. Da hörte ich aber vom Jakobsweg und dieser Gedanke liess mich nicht mehr los. Ja, das wollte und musste ich unbedingt machen! Deshalb las ich voller Begeisterung beinahe zehn Bücher über den Jakobsweg.

An dieser Stelle möchte ich einen Dank an meine Frau Elisabeth aussprechen, die mein Vorhaben nicht gerade mit Begeisterung aufnahm, doch sich auch nicht dagegen wehrte. Und ich wollte den Weg dieses Mal alleine gehen, um genügend Zeit für mich zu haben.

Die erste Frage war: Wo sollte ich den Camino beginnen? Meine Arbeitszeit würde ja im Sommer enden und es war meine Absicht, den Weg noch bei angenehmen Temperaturen unter die Füsse zu nehmen. Nach langem Durchforschen des Internets beschloss ich, von Moissac aus zu starten.

Nun hatte ich ein Jahr Zeit, das notwendige Material zu besorgen. Auch hier war das Internet eine wichtige Informationsquelle.

Als erstes kaufte ich mir einen 35l Rucksack. Dieser musste genügen. Den Rucksack testete ich, indem ich ihn mit Zuckerpaketen füllte und einige Stunden mit mir trug, während meine Mitwanderer fast verdursteten. Tipp: Rucksack besser mit Bier- oder Wasserflaschen füllen!

Nun kaufte ich mir einen sehr guten Schlafsack. Beim Packen merkte ich aber, dass er sehr viel Platz in Anspruch nahm. So versorgte ich den neuen

Schlafsack im Schrank und kaufte mir zwei Seidenschlafsäcke, die zusammengepresst kaum grösser als eine Faust waren.

Für den Fall, dass die Herbergen einmal voll sein sollten, besorgte ich mir eine aufblasbare Matte, die „nur" etwa 450g wog. Und dies vorweg: Ich schleppte die Matte bis zum Ende des Jakobsweges mit, ohne sie auch nur einmal gebraucht zu haben. Aber man trägt ja so gerne einen schweren Rucksack! Das nächste Mal werde ich sie aber zu Hause lassen.

Zu Weihnachten schenkten mir meine drei Kinder noch ein sehr gutes Taschenmesser mit der Aufschrift: „Carpe Diem" (geniesse den Tag). Ja, diese Tage wollte ich wirklich geniessen! Klar hatte ich Freude an diesem Messer, aber es war so gross und schwer, dass es eigentlich nicht in meine Planung passte. Nach einigem Zögern nahm ich es dann doch mit.

Falls es auf dem Camino einmal regnen sollte, brauchte es auch einen Regenschutz. Im Internet fand ich, wie ich glaubte, eine Superlösung. Diesen Regenponcho konnte man sogar zu einem kleinen Schutzzelt umfunktionieren. Perfekt!

Es machte mir übrigens sehr viel Spass, all das Material zusammenzusuchen. Zum Abschied aus dem Schulalltag schenkten mir die Lehrerkolleginnen und -kollegen noch so viel Material, dass ich damit spielend zwei Personen für den Camino hätte ausrüsten können.

Während der langen Vorbereitungszeit begann ich etwas Spanisch zu lernen. Allerdings machte ich nicht gerade grosse Fortschritte. Spanisch war für mich wirklich spanisch! Das Babbelprogramm leistete mir dazu aber gute Dienste. Beim Start zum Camino hatte ich einen Wortschatz von etwa 600 Wörtern beisammen und ich fühlte mich schon recht gut damit.

Das Jahr der Planung verging im Flug und meine einzige Sorge war, dass ich noch krank werden könnte vor Beginn des Jakobsweges.

Nun wurde es Zeit, einen Flug zu buchen. Ich kaufte den Flug nach Toulouse und dann das Bahnticket nach Moissac. Kurz vor der Abreise aber erschien mir die Strecke von Moissac aus nach Santiago plötzlich etwas zu kurz. Ich wollte weiter wandern. Dazu kam auch noch eine gewisse Flugangst. Was, wenn das Flugzeug abstürzte? Der Flug kostete nämlich nur etwa neunzig Franken. Konnte das ein gutes Transportmittel sein? Wenn nicht, wäre der Traum schon vor dem eigentlichen Start zu Ende gewesen.

So beschloss ich, nicht von Moissac, sondern schon von Le Puy en Velay aus zu starten. Und die Reise dorthin wollte ich nicht mit dem Flugzeug, sondern mit dem Zug machen. Sofort wurde das Bahnticket gelöst. Die Flugreise nach Moissac wurde so nie angetreten, da diese (nur Hinflug) niemand als Geschenk von mir annehmen wollte. So undankbar ist die Menschheit!

Je näher der Zeitpunkt der Abreise kam, desto mehr freute ich mich darauf. Allerdings kamen doch gelegentliche Zweifel auf, ob ich diese etwa 1'600 Kilometer zu Fuss schaffen würde. Erstens hatte ich nicht speziell dafür trainiert, zweitens waren meine Füsse eine Schwachstelle. Ich bekam schon immer sehr schnell Blasen und auch sonst hatte ich manchmal Schmerzen beim Gehen und war schon beim Arzt deswegen (Spreizfuss). Ich tröstete mich damit, dass ich wenigstens gut eingelaufene Wanderschuhe besass.

Eine weitere Sorge war die der Kontakte. Ich habe gerne Menschen um mich, aber Mühe, längere Zeit mit vielen um einen Tisch zu sitzen in Gesprächen. Wie ich in Büchern gelesen hatte, würde dies auf dem Camino auch vorkommen. Und würde ich überhaupt Kontakte zu andern Menschen finden können?

Trotz diverser solcher kleinen Ängste überwog die Vorfreude auf diese Herausforderung. Dabei sagte ich mir immer wieder, dass ich jederzeit den

Camino beenden könnte, ich sei ja niemandem Rechenschaft schuldig und hatte auch keine Wette abgeschlossen, dass ich es schaffen würde.

Als mir mein Sohn Benjamin aber sagte, dass ich sicher in einer Woche wieder zu Hause sei, war mein Ehrgeiz doch etwas erwacht und deshalb war es nun für mich absolute Pflicht, im Minimum zwei Wochen durchzuhalten!

20.07.2015
Mosnang - Le Puy en Velay

Endlich war es soweit. Am Morgen etwa um halb acht Uhr stand ich mit meinem grünen, neun Kilogramm schweren Rucksack vor unserem Haus.

Meine Frau Elisabeth hatte ich schon am Vortag verabschieden müssen, da sie noch zu Diana, unserer Tochter gegangen war, um mit ihr und ihrem Freund eine Ferienwoche zu verbringen.

Ich schloss die Haustüre zu, warf nochmals einen Blick auf das Haus und die Umgebung, die ich nun, so hoffte ich doch, gut zwei Monate nicht mehr sehen würde. Der Rucksack war schon ungewohnt schwer. Aber die Postautohaltestelle war ja nicht weit entfernt. Da kam mir in den Sinn, dass dieses Gepäckstück für recht lange Zeit mein zusätzlicher Körperteil sein würde und dies manchmal 25 Kilometer und mehr pro Tag! Das war schon ein bisschen ein komisches Gefühl.

Etwa fünfzig Meter weiter unten standen Ester und Gabi, Freunde aus der Nachbarschaft, bereit, um mich zu verabschieden. Ester hatte sogar einen Stuhl bereitgestellt, damit ich mich schon einmal etwas ausruhen konnte. Nach einem kurzen Fotoshooting und einer herzlichen Verabschiedung ging es endgültig los.

Weiter unten hatten noch Helen und Georges gewartet, um mir ebenfalls Glückwünsche für die Reise mitzugeben. Allerdings waren sie früher bereit gewesen und als ich nicht gekommen war, waren sie wieder zurück ins Haus gegangen. An der Bushaltestelle sah ich dann von weitem, wie Helene mir noch zuwinkte und zur Arbeit wegfuhr.

Im Zug traf ich auf Frau Fischbacher, eine Frau in der weiteren Nachbarschaft, mit der ich ins Gespräch kam. So lange hatte ich mit ihr bisher noch nie gesprochen. Zugfahrten schaffen wirklich Kontakte!

In Wil beim Einkauf des Proviants für die Reise begegnete ich noch Doris, einer ehemaligen Schülerin von mir, die mir auch gutes Gelingen wünschte. An dieser Stelle muss ich auch noch den Brief erwähnen, den mir Leana, eine Erstklässlerin aus meiner letzten Klasse, am Vortag der Abreise gebracht hatte, in welchem sie mir alles Gute wünschte für die Reise.

All diese Verabschiedungen hatten mich sehr berührt und mich gut starten lassen! An dieser Stelle herzlichen Dank dafür!

Via Genf ging die Fahrt nach Lyon, wo ich Richtung Le Puy umsteigen musste. Ich suchte nach der in der Schweiz oft üblichen, gelben Tafel, wo die Abfahrtszeiten sowie das Perron der Züge angezeigt werden. Aber so viel ich auch suchte, da waren keine solchen Tafeln…auch keine blauen oder grünen. Da ich nicht so viel Zeit hatte, wurde ich allmählich nervös. Deshalb fragte ich, soweit ich dies konnte mit meinem „dürftigen Französisch", jemanden, der gerade vorbeiging. Dieser schien meine Frage leider nicht zu verstehen und zeigte irgendwie nach oben. Erst da bemerkte ich eine riesige Leuchttafel, wo alle Abfahrtszeiten und Destinationen eingeblendet waren. Aber wo waren denn die Gleise vermerkt. Diese konnte ich nicht finden. Also hiess es weiter fragen.

Gerade kam ein wohlbeleibter Mann vorbei, den ich fragte, wo denn die Gleise verzeichnet seien. Er erklärte mir, dass die Züge nicht immer auf den gleichen Perrons starteten und diese deshalb erst kurz vor der Abfahrt eingeblendet würden. Da er den gleichen Zug nehme, solle ich bei ihm warten und er helfe mir dann weiter. Bei unserem Zug sei das Gleis noch nicht festgelegt.

Ich vertraute ihm und wartete, bis nur noch etwa sechs Minuten übrigblieben. Da bemerkte ich, dass er bei einem Zug eine Stunde später geschaut hatte. Unser Zug war natürlich schon lange eingeblendet gewesen. Nun mussten wir schnell machen.

Ich wollte ihm einen seiner zwei Koffer abnehmen, da er kaum rennen konnte. Zuerst klammerte er sich am Koffer fest. Er dachte wohl, ich wolle ihm diesen stehlen. Schliesslich gab er nach und überliess mir einen. Zum Glück hatte er im Bahnhof eine gute Orientierung und wir erreichten den Zug gerade noch rechtzeitig.

Dank dieser nicht gerade erfreulichen Erfahrung hatte ich wieder etwas dazugelernt. Nun war es mir doch viel wohler. Das Umsteigen in St. Etienne war dann nur noch Formsache. Nach ungefähr achteinhalb Stunden fuhr der Zug in Le Puy en Velay ein. Das Abenteuer Jakobsweg konnte also so richtig beginnen.

Allerdings hatte ich mir das schon ein bisschen anders vorgestellt. Le Puy war eine grosse Stadt und wo würde ich da eine Herberge finden? Planen war noch nie so meine Lieblingssache, jedenfalls was das Reisen anging oder das Zusammensetzen eines Möbelstückes.

Plötzlich sah ich zwei Leute mit grossen Rucksäcken. Das waren also auch Pilger. Und diese hatten mehr vorausgeplant und ihre Herberge schon zu Hause via Internet gebucht. „Aha, ganz einfach, ich muss denen einfach nur folgen, dann habe ich einen Schlafplatz"…dachte ich.

Aber die beiden Pilger drehten und wendeten an jeder Kreuzung ihren Plan mit dem Standort der Herberge nach allen Seiten, bis mir das ständige Warten verleidet war und ich auf gut Glück einfach die nächste Strasse hinaufging, in der Hoffnung, irgendwann schon eine Unterkunft zu finden. Und siehe da, schon war ich fündig geworden.

Etwa fünf Minuten später staunte ich nicht wenig, als die beiden „Kartenpilger" zur Türe hereinspazierten. Ich war also in ihrer Herberge gelandet!

Nachdem ich mich in meinem Zimmer, in dem sich noch drei weitere Pilger einquartiert hatten, eingerichtet hatte, machte ich einen Spaziergang zur Kathedrale. Hier wurden gerade Choräle gesungen. Dies war für mich eine wirklich sehr schöne und bewegende Begrüssung.

In einem Restaurant ass ich ein Käsesandwich und trank dazu eine Cola Zero. Dabei kam ich ins Gespräch mit einem Ehepaar aus Luzern. Es waren die letzten Deutschschweizer, welche ich treffen sollte bis zur spanischen Grenze. Sie machten eine Rundreise im Gebiet des französischen Jakobsweges, allerdings mit dem Auto. Die Frau war Kindergärtnerin und ihr Mann arbeitete bei einer Krankenkasse. Wir führten eine sehr interessante Unterhaltung.

In der Herberge musste ich nun zum ersten Mal meine Kleider von Hand waschen. Dies war eine ganz neue Erfahrung.

Neben mir logierte Katrin, eine Neuseeländerin. Sie war in letzter Zeit viel herumgereist und wollte als Abschluss noch den Jakobsweg machen, bevor sie in Australien eine Stelle als Kinderärztin übernehmen wollte.

Im Zimmer fand sie etwas nicht in ihrem Rucksack und ich war gerade auch am Suchen. So kam es zum ersten Kennenlernen. Wir hatten es sehr lustig zusammen und mussten viel lachen.

Das Abendessen genossen wir gemeinsam im Herbergsgarten, wobei jeder von uns beiden etwas zum Nachtessen beisteuerte. Um zehn Uhr war dann Lichterlöschen in der Herberge.

21.07.2015
Le Puy en Velay - St. Privat d'Allier
23.5 km

Die vergangene Nacht war nicht gerade das, was man von einer Nacht erwartete. Erstens war es im Zimmer ausgesprochen heiss und mein Metallbett knarrte und quietschte bei der kleinsten Bewegung. Und wenn ich heiss habe, drehe ich mich laufend hin und her und suche eine bessere Position zum Schlafen.

Nun, das wäre an sich nicht so schlimm gewesen, wenn nicht noch so ein „Griesgram" im gleichen Zimmer geschlafen hätte, dessen mürrischer Gesichtsausdruck mir schon am Abend aufgefallen war. Plötzlich knurrte er im Dunkeln, ich soll einmal ruhig liegen bleiben. Nun, jetzt war es sowieso vorbei mit schlafen. Ich getraute mich kaum mehr zu atmen.

Am Morgen fühlte ich mich aber trotzdem fit. Viele Pilger besuchten vor dem Start zur Etappe in der Kathedrale noch die Pilgermesse, die sehr schön sein soll, wie mir Pilger später versicherten. Nun, mich rief einfach der Weg und ich konnte nicht mehr warten.

Mit Katrin zusammen genoss ich aber zuerst noch das feine Frühstück mit Croissants, Orangensaft, Jogurt und Kaffee. Danach musste ich mich von ihr verabschieden, da sie heute noch Material für den Jakobsweg einkaufen musste und so erst morgen losgehen wollte. Da sah sie meine Jakobsmuschel und schwärmte, wie schön diese sei und wo ich sie gekauft hätte. Leider musste ich ihr mitteilen, dass das die letzte dieser Art gewesen war im kleinen Laden.

Nach einer netten Verabschiedung ging sie ihre Wäsche waschen und ich wanderte los. Zuvor aber hatte ich noch meine Jakobsmuschel von meinem

Rucksack entfernt und diese auf Katrins Bett gelegt. Ich konnte ja auch ohne Jakobsmuschel ein guter Pilger sein!

Insgeheim hoffte ich, Katrin noch einmal auf dem Weg zu begegnen um zu erfahren, wie es ihr wohl ergangen sei. Aber dieser Wunsch ging nicht in Erfüllung.

Unterwegs traf ich eine Pianistin, die zwei Kinder hatte. Auch ihr Ehemann war Musiker. Sie ging ein Teilstück des Camino alleine und mit Zelt. Die kleine Frau trug einen Rucksack mit zwölf Kilogramm Inhalt, der ihr bei ihrer Körpergrösse wie „Tonnen" vorkommen musste.

Die Französin war sehr gesprächig. Aber leider verstand ich weniger als die Hälfte dessen, was sie erzählte und es wurde mir bald zu anstrengend zuzuhören. Deshalb verabschiedete ich mich und ging in meinem Tempo weiter.

Der Weg führte durch wunderschöne, rötlichgefärbte Vulkanlandschaften.

Nach etwa einer Stunde traf ich auf einen Franzosen, der langsamer als ich unterwegs war. Unter anderem erzählte er mir von seinen Knieproblemen, die er schon zu Hause gehabt hatte. Aber es ginge schon, wie er mir versicherte, einfach etwas langsamer. Zu diesem Zeitpunkt ahnte ich noch nicht, dass dieser Mann einer meiner besten Freunde auf dem Camino werden würde. Später stellte sich heraus, dass er Michel hiess und in der Nähe von Paris wohnte.

Nach kurzer Zeit war ich wieder alleine unterwegs. Ohne Blasen kam ich in St. Privat d'Allier an. Es war ein sehr schönes kleines Dörfchen mit einer Abtei auf einer Anhöhe. In dieser Abtei aus dem 11. Jahrhundert hatten auch schon Pilger schlafen können, aber im Moment war diese leider geschlossen. Nun, es gab ja noch andere Unterkünfte. Aber ich musste schnell feststellen, dass in diesem kleinen Dörfchen alle Herbergen ausgebucht waren, das hiess, dass viele Pilger vorreserviert hatten.

Plötzlich stand ich vor dem Gemeindehaus des Dorfes. Vielleicht konnten sie mir hier weiterhelfen. Die Frau auf dem Büro war äusserst nett und telefonierte fleissig herum. Sie führte sicher etwa fünf Telefongespräche. Endlich hatte sie für mich einen Platz in einer alten, aber wunderschön kühlen Wohnung gefunden.

Hier logierte in einem Zimmer ein französisches Ehepaar mit einem Mädchen und in meinem Zimmer soll sich noch eine Deutsche Pilgerin einen Platz reserviert haben. Diese erschien auch bald und stellte sich mit Hilde vor. Sie war neben Katrin und dem „Griesgram" in Le Puy die vierte Person im Zimmer der Herberge gewesen.

Zum Abendessen gab es für mich Brot, Aprikosen, Bananen und Camembert. So ging der erste Tag positiv zu Ende.

Allerdings hatte ich heute neben der gut ausgegangenen Herbergssuche noch einmal das Glück beansprucht. Als ich nämlich unterwegs einen Wegweiser lesen wollte, trat ich rückwärtsschreitend in ein grosses Loch im Boden und ich glaubte nach einem starken Schmerz schon, dass jetzt der Camino zu Ende sei. Aber nach ein paar Metern spürte ich nicht mehr viel. Seitdem war ich wesentlich vorsichtiger unterwegs.

22.07.2015
St. Privat d'Allier - Saugues
19 km

In der vergangenen Nacht hatte ich sehr gut geschlafen. Dies war sicher auch deshalb so gewesen, weil Hilde und ich das Fenster offen gelassen hatten und es darüber hinaus geregnet hatte. So war das Klima in unserem Zimmer angenehm kühl gewesen.

Um acht Uhr war ich startklar und voller Tatendrang. Zuerst ging es bei angenehmen Temperaturen leicht bergauf. Das Wetter schien gut zu werden. Nur unten im Tal sah man noch dicke Nebelschwaden, die sich so langsam auflösten.

Da ich schon zu Hause eher ein „Schnellläufer" war, ging es natürlich hier auf dem Camino vorerst gleich so weiter. Bis zum Dörfchen Monistrol d'Allier hatte ich bereits mehr als zwanzig Pilger überholt. Und es machte mir sogar Spass, gleich den nächsten zu „packen".

Nach der Überquerung des schönen Flusses am Ende des Dorfes führte ein gewundener, schmaler Pfad relativ steil aufwärts. Beim Aufstieg war es prächtig anzusehen, wie sich der Fluss zwischen den Hügeln seinen Weg gebahnt hatte. Bis zum Ende der Steigung schien ich auch die letzten Pilger überholt zu haben, denn ich war nun alleine unterwegs.

Am frühen Nachmittag war es schon recht warm, aber es zogen mehr und mehr Wolken auf, was mich noch schneller vorwärtstrieb. Aber eben, Geschwindigkeit ist nicht alles! Ich lief und lief und bemerkte dabei als Anfänger nicht, dass schon lange keine rot-weissen Wegmarkierungen mehr zu sehen waren. Zum Glück fuhr gerade ein Postbote mit dem Auto vorbei und ich erkundigte mich bei ihm, ob ich noch auf dem Camino sei. Er bestätigte dies, so dass ich beruhigt den Weg fortsetzte.

Der Himmel wurde nun immer dunkler. Als ich zu einer Strassenkreuzung kam und ich immer noch kein Caminozeichen entdecken konnte, war ich mir sicher, dass da doch etwas falsch war.

Ich weiss heute noch nicht, ob mich der Pöstler falsch verstanden hatte oder ob er mich bewusst hatte falsch laufen lassen. Nun gut, ich fand nach einiger Zeit ein Haus, wo ich läutete und nach dem Weg fragte. Ein netter Mann sagte mir, dass ich hier völlig falsch sei und zeigte mir, wo sich der Weg befand.

Unterdessen war der Himmel Richtung Westen schon drohend schwarz geworden und es kam bei mir eine gewisse Panik auf, da ich vor Gewittern grossen Respekt, ja sogar Angst habe.

Ich musste nun querfeldein über manche Stacheldrahtzäune klettern und etwa hundert Höhenmeter zurücklegen. Durch diesen Umweg musste ich heute etwa drei bis vier Kilometer zusätzlich absolvieren. Als ich wieder eine Markierung sah, fiel mir ein Stein vom Herzen. Aber da ich von weitem schon Donnergrollen hörte, mobilisierte ich meine letzten Kraftreserven, um möglichst schnell an meinem Ziel anzukommen.

Kurz vor Saugues begann es dann zu regnen. Trotzdem erreichte ich noch halbwegs trocken die Herberge Martins.

Aber diese Raserei hatte auch Folgen. Zwischen meinen Beinen machte sich der „Wolf" bemerkbar. Eine Deutsche Pilgerin empfahl mir dafür Vacelinesalbe. Zum Glück war die „Pharmacie" noch offen und ich konnte eine Tube davon besorgen. In der Kirche des Dorfes liess ich mir darüber hinaus noch einen Stempel in den Pilgerpass machen.

Zum Nachtessen gab es Linsen- und Gemüsesuppe, Reis und mit Fleisch gefüllte Tomaten und zum Dessert eine feine Creme. Da ich Vegetarier bin, mussten die Tomaten erst vom Fleisch befreit werden. Das Essen war soweit gut, aber im Reis drin befanden sich viele harte Körner, die nur mit Mühe zu knacken waren. Zuerst dachte ich, die Franzosen würden den Reis eben auf diese Art und Weise essen. Wie mir aber danach ein Franzose lachend erklärte, sei dies wohl nur in dieser Herberge so üblich. Nun, meine Zähne hatten diese Tortur zum Glück schadlos überstanden.

23.07.2015
Saugues - Les Faux
26 km

Nach einer geruhsamen Nacht alleine in einem Zweibettzimmer kam heute eine erste Herausforderung: Es waren 26 Kilometer zu bewältigen und mein "Wolf" hatte sich mit der Vacelinesalbe nicht verbessert, sondern verschlechtert, also keine guten Aussichten. Zum Glück waren heute nur wenige Höhenmeter zu bewältigen.

Zum Frühstück gab es frischgebackenes Brot, Butter, Konfitüre, Frischkäse und Kaffee mit frischer Milch. Und siehe da, sogar ein Sieb für die Milch stand zur Verfügung - für mich also ein perfektes Frühstück! So ertrug ich problemlos das Gesprächsbombardement der Hospitalera, die unaufhörlich laut sprach ohne eine Pause einzulegen. Dazu kam, dass ich davon eigentlich nichts verstand, so dass sie für mich einfach eine zusätzliche Geräuschkulisse darstellte. Dies war aber nur die eine Seite dieser Frau. Sie war wirklich sehr nett und hilfsbereit!

Nach dem Frühstück ging es ans Packen. Und dies war eine Wissenschaft für sich. Was kam zuerst in den Rucksack und was brauchte man vielleicht unterwegs. So war der Zeitaufwand dafür am Anfang noch sehr gross. Dazu kam, dass ich den Rucksack fertig gepackt hatte, aber unter dem Bett standen noch meine Ausgangsschuhe, die im Rucksack unten hätten sein sollen. Also hiess es auspacken und erneut einpacken!

Endlich ging es aber doch los. Kurz nach Saugues traf ich auf eine Familie, die sich ebenfalls auf dem Pilgerweg befand. Das etwa neunjährige Mädchen wurde vom Vater und der Mutter liebevoll an der Hand geführt. Dazu sangen sie gemeinsam mit leuchtenden Augen Lieder. Dieses Erlebnis beeindruckte mich tief. Ich schoss noch schnell ein Foto von ihnen. Es blieb eines meiner Lieblingsbilder vom

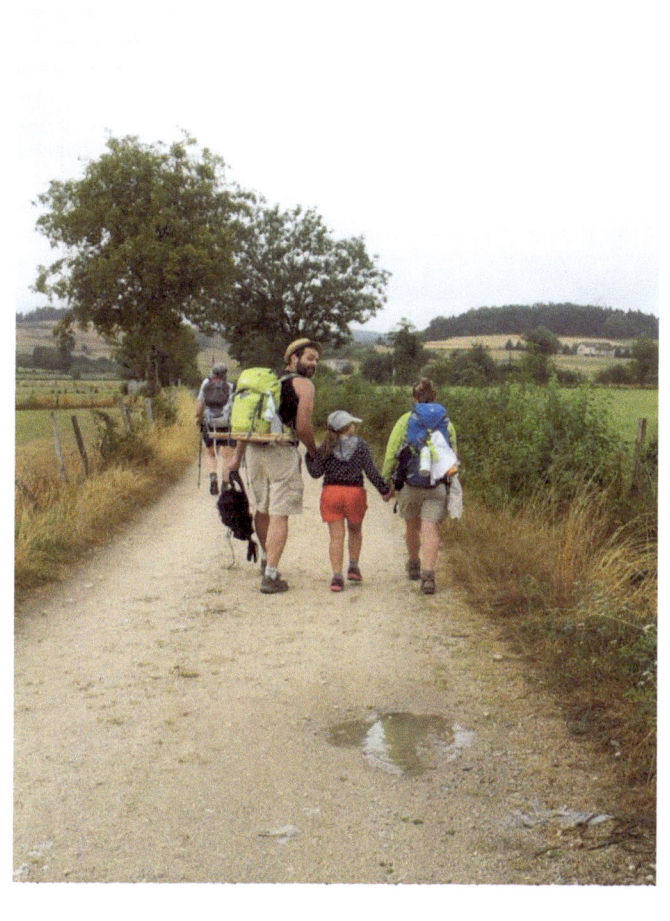

Familie unterwegs auf dem Camino

Camino. Nach dieser kleinen Episode ging es in meinem Tempo weiter und wie bis anhin traf ich anfangs viele Pilger, dann immer weniger.

In einer Bar stillte ich meinen Durst. Hier traf ich eine Frau aus Paris, die im Moment Schuhverkäuferin war. Sie hatte Kommunikationswissenschaft oder so etwas Ähnliches studiert und hoffte nun auf dem Jakobsweg Klarheit zu bekommen, wie es nun weitergehen sollte.

Der Weg führte nun durch die Hochebene der Margeride. Das Landschaftsbild war sehr abwechslungsreich mit kaum bewachsenen Gebieten und Wäldern. Häufig war der Wegrand geschmückt mit relativ hohen Pflanzen mit rosa und violetten Blüten.

Plötzlich traf ich auf drei Männer und wollte diese passieren, als einer rief: „Hello le Suisse!" Da kam mir in den Sinn, dass ich gestern nur so ganz kurz mit diesen drei Männern in gleichen Leibchen und besonderen Schlapphüten gesprochen hatte. Heute waren sie anders gekleidet und ich hatte sie deshalb nicht gleich erkannt.

Diesmal kamen wir etwas tiefer in ein Gespräch. Sie waren Freunde und wohnten im Gebiet zwischen Lausanne und Genf. Daniel, einer dieser Gruppe, soweit ersichtlich der „Anführer", sprach gut Deutsch, was ich sehr schätzte – endlich verstand ich wieder einmal alles! Daniel führte einst eine Druckerei und war nun pensioniert. Er arbeitete vor einigen Jahren auch eine gewisse Zeit in Bern. Die drei Männer wollten zehn Tage lang in kurzen Etappen einen Teil des Camino absolvieren, allerdings nur mit kleinen Rucksäcken. Daniel hatte via Internet schon im Voraus für alle drei den Gepäcktransport organisiert sowie alle kommenden Herbergen reserviert.

Bei der Quelle des heiligen Rochus machten wir eine Rast. Das Wasser kam da aus einer Röhre heraus und soll gut sein für Augenleiden und Wunden. Natürlich bestrich ich mit diesem Wasser meine Augen. Vielleicht konnte es ja auch meine Kurzsichtigkeit beheben, man wusste ja nie! Zur Information muss ich sagen, dass ich trotz Quellwasser immer noch kurzsichtig bin, obwohl ich am Anfang tatsächlich glaubte, eine Besserung festzustellen.

Nach dem Durstlöschen mit diesem Quellwasser und einem kleinen Fotoshooting ging die Reise weiter. Etwa eine halbe Stunde später verabschiedeten mich die drei Westschweizer, da sie etwas abseits des Jakobsweges ihre Herberge reserviert hatten.

Bei der Abzweigung zur Herberge in Les Faux war ich schon etwas geschafft. Auch mein „Wolf" wollte nicht klein beigeben. Was ich aber nun sicher wusste, war, dass die empfohlene Salbe für mich nichts taugte. So wollte ich in St. Alban sur Limagnole Babypuder kaufen und es damit probieren.

Bei der Abzweigung zur Herberge stand auf der Tafel 1 km. Aber dieser Kilometer schien nie enden zu wollen und ich war kurz davor umzukehren, weil ich glaubte, eine Abzweigung verpasst zu haben. Da tauchte im Blätterwald doch noch ein Hausdach auf. Und tatsächlich, es war die gesuchte Herberge.

Nach den üblichen Arbeiten wie Bett einrichten, duschen, waschen und Füsse pflegen setzte ich mich in den wunderschönen grossen Herbergsgarten, wo ich ins Gespräch kam mit einem netten französischen Ehepaar. Nicht weit neben uns spielte eine Pilgerin auf ihrer Geige, was eine sehr friedliche und heimelige Stimmung erzeugte.

Danach wollte ich zum ersten Mal via Telefon die Herberge La Ferme du Barry reservieren, da mir das Ehepaar gesagt hatte, dass die Plätze in Aumont Aubrac limitiert und schnell ausgebucht seien - und dies mit meinem Französch!?

Nun, es klappte überraschend gut, auch wenn die Herbergsmutter am andern Ende fast verzweifelte, weil sie meinen Namen einfach nicht erfassen konnte. Nach einigen Fehlversuchen, meinen Namen zu sagen und zu buchstabieren, gab ich auf und sagte, dass sie einfach aufschreiben soll: „Le Suisse"! Diesen Namen gab ich von jetzt an immer an bei einer Reservierung. Natürlich war ich mächtig stolz darauf, dass die Reservation geklappt hatte!

Das ausgezeichnete Nachtessen mit Suppe, Teigwaren und für mich als Vegetarier statt Wurst eine

Omelette genoss ich mit drei pädagogisch ausgerichteten Frauen. Eine war nämlich Musiklehrerin, eine Kinderbetreuerin und eine wie ich Primarlehrerin. Das Thema am Tisch war damit ebenfalls schon vorgegeben. Ich hatte diese drei Frauen auch schon vorher irgendwo gesehen, konnte den Zeitpunkt und den Ort aber nicht mehr evaluieren. Sie klärten mich dann aber darüber auf.

Es war immer wieder schön, bekannte Gesichter wiederzusehen. Und dies geschah natürlich je länger man auf dem Weg war, umso häufiger.

24.07.2015
Les Faux - Aumont Aubrac
21 km

In dieser Nacht schlief ich relativ gut, da im grossen Schlafsaal nur wenige Pilger übernachteten. Der einzige Nachteil war, dass die Toiletten sich im unteren Stock befanden und nur durch eine knatternde Holztreppe erreicht werden konnten. Und ich musste diese ja mindestens einmal in der Nacht aufsuchen. Dabei leistete meine Stirnlampe aber gute Arbeit und meine Mitschläfer schien dies auch nicht zu stören.

Allerdings stellte ich fest, dass meine Waden schmerzten. Ich hoffte aber, dass dies bis zum Aufstehen am Morgen wieder weg sein würde.

Mein Wunsch ging leider nicht in Erfüllung. Meine Krankheit mit dem „Wolf" hatte sich also dank der Wadenschmerzen mit einer weiteren Krankheit verbündet. Zum Glück durfte ich dann aber lernen, dass solche Wadenschmerzen meist nach einigen Gehminuten wieder fast vollständig verschwanden, aber bei Pausen zwischendurch sich beim Starten wieder meldeten, wahrscheinlich um nicht vergessen zu werden. Wie heisst es doch so schön: Wer rastet der rostet! Und das schien zu stimmen!

Nach einem phantastischen Frühstück wie in einem Hotel liess es sich dann gut wandern. Das Frühstück war für mich sowieso immer ein sehr wichtiger Teil des Tages, eigentlich wichtiger als das Mittag- oder Nachtessen.

Zuerst ging es nun meist abwärts nach St. Alban sur Limagnole. Unterbrochen wurde mein Weg vorerst nur durch eine Maus, die angstvoll vor mir über den Weg huschte. Ich selber erschrak aber ebenso, denn meine Angst vor Schlangen liess jedes sich bewegende und raschelnde Objekt als Schlange erscheinen.

Bald kam ich mit einer Frau aus der Romandie ins Gespräch. Und diese hatte wohl welchen Beruf? Natürlich - Lehrerin! Die letzten beiden Tage hatte mich die „Pädagogik" hartnäckig verfolgt. Allerdings verlor ich diese Frau in Limagnole wieder aus den Augen, da ich ja noch meinen Puder kaufen musste.

In einem Restaurant bestellte ich mir die obligate Cola Light, bevor ich auf der Toilette meinen „Wolf" mit dem gekauften Puder bekämpfen wollte. Dabei war es gar nicht so einfach, die relativ grosse Puderdose von den Gästen unbemerkt aus dem Rucksack auf die Toilette zu schmuggeln. Später füllte ich den Puder dann in eine kleinere Dose ab, welche im Hosensack gut Platz fand. Nun, das Pudern auf der Toilette war auch sonst kein einfaches Unterfangen, jedenfalls musste ich zu guter Letzt auch noch den schön weiss verzierten Boden aufwischen.

Auf dem letzten Wegabschnitt nach Aumont Aubrac begegnete mir eine Familie mit einem Esel. Dabei gab bei ihnen der Esel die Geschwindigkeit vor und mir versperrte er den Weg. Er wollte wohl alleine an der Spitze sein. Das Ehepaar und ein Mädchen wechselten sich laufend ab mit der Betreuung des Esels. Nun, ich hoffe, sie sind unterdessen auch an ihrem Zielort angekommen!

Der Weg über die Hochebene von Aubrac war wunderschön. Auf Wiesen weideten Kühe oder Pferde. Dazu lagen überall auch Steinbrocken herum, die oft zu Zäunen aufgeschichtet waren.

Etwa um halb vier Uhr kam ich in Aumont Aubrac an. Und siehe da, meine Reservierung mit „le

Suisse" hatte definitiv geklappt. Ich wurde freundlich in der Herberge aufgenommen und erhielt einen Platz in einem Viererzimmer.

Im Garten traf ich auf zwei Frauen, die nicht gerade glücklich dreinschauten. Auf ihr Befinden angesprochen erzählte die eine, dass sie Sehnenprobleme habe und morgen nur vier Kilometer machen wollte. Und wenn es nicht bessere, müsste sie aufgeben. Die andere hatte sich auf einem Wegstück das Bein verstaucht und gedachte vorerst mit dem Zug weiterzureisen. Es wurde mir bewusst, dass es nicht selbstverständlich war, dass man den Camino locker über die Runden bringen konnte. Und ich beklagte mich über meine Wadenschmerzen und den leichten „Wolf".

In der Herberge La Ferme du Barry wurden jeweils lokale Spezialitäten zum Nachtessen aufgetischt. Heute gab es eine Mischung aus Kartoffelstock und sehr viel Käse. Das Ganze war am Schluss eine zähe, etwas klebrige Masse, die der Hausherr uns Pilgern voller Stolz zelebrierte. Den Namen dieser Spezialität habe ich leider vergessen. Jedenfalls schmeckte sie ausgezeichnet. Dazu gab es einen gemischten Salat und als Beilage Fleisch (für mich wieder eine feine Omelette). Ein Stück Früchtekuchen schloss das Menü ab.

Nach dem Nachtessen machte ich noch einen kleinen Dorfrundgang, bevor ich zufrieden schon um 21 Uhr mein Bett aufsuchte. Morgen stand nämlich die für mich bisher längste Etappe mit 27 Kilometern auf dem Programm.

25.07.2015
Aumont Aubrac - Nasbinals
27 km

In meinem Zimmer schliefen diese Nacht noch drei weitere Männer. Einer davon führte laute Selbstgespräche und kommentierte alles, was er machte: Jetzt putze ich mir die Zähne, wo ist denn meine Taschenlampe etc. Eigentlich tat er mir sehr leid, da er so kaum Kontakt fand.

Er war es auch, der in der Nacht so laut schnarchte, dass ich befürchtete, das Haus könnte einstürzen. Da halfen auch meine Ohrenpfropfen nur wenig. Mein Bettnachbar regte sich über das Schnarchen schrecklich auf und sagte zu mir am Morgen: „Dieses Schnarchen war reiner Terror!" Nun, der arme Kerl konnte ja nichts dafür!

Einmal mehr gab es ein feines Frühstück mit frischem Brot, Butter, Konfitüre, Kaffee und sogar feinen Orangenschnitzen.

So gestärkt verliess ich um halb acht die Herberge. Ein anderer Pilger war ebenfalls startbereit und ich erzählte ihm beiläufig von meinen Wadenschmerzen. Er war überhaupt nicht überrascht und sagte nur: Mais oui, c'est normal! Da weisst du es! Von nun an verzichtete ich auf das Jammern über meine Leiden. Apropos Leiden: Die Apotheken waren wahre Begegnungsstätten auf dem Jakobsweg. Nur wenige Orte wurden von Pilgern so oft besucht. Unterdessen hatte ich auch gelernt, dass Leiden zum Jakobsweg gehörte, man es aber zehnfach zurückbezahlt bekam mit Glücksgefühlen!

So war es auch heute. Der Himmel war leicht bewölkt und die Temperaturen um die 18 Grad. Auf der begonnenen Hochebene gab es riesige Weideflächen mit gelblichem, dürrem Gras, das als Nahrung für die Kühe diente. Hie und da wuchsen verstreut auch ein paar Bäume. Keine Häuser oder Fabriken trübten das Landschaftsbild. Ich fühlte mich hier zum ersten Mal so richtig verbunden mit der Natur. Dazwischen schlängelte sich auch mal ein Bächlein oder ein kleiner Fluss durch die Felder, umrahmt von grünem Gras, das sich stark hervorhob aus dem gelben Gras der ausgetrockneten Felder.

Unterwegs erschreckten mich wie am Tage zuvor wieder so eine Sprintmaus, die unbedingt noch vor mir über den Weg wollte und ein anderes, etwas grösseres Tier. Allerdings konnte ich wegen der hohen Geschwindigkeit nicht feststellen, was es war. Aber eine Schlange mit Fell konnte es ja kaum sein!

Ich lief heute die 27 km durch mit nur einer einzigen etwa zehnminütigen Pause. So erreichte ich denn mit noch einer andern Person als erster Nasbinals. Natürlich war es ein Vorteil, dass ich zuerst ankam. Ich konnte so das Bett aussuchen und musste für das Duschen nicht Schlange stehen.

Heute wollte ich für Morgen in Castelnau de Mandailles die Herberge wieder im Voraus reservieren. Aber zu meinem Missfallen waren sämtliche in meinem Wanderführer angegebenen Herbergen schon ausgebucht. So ging ich ins Dorf, wo ich auf dem Informationsbüro eine junge Frau traf, welche mit dem gleichen Problem kämpfte. Im Büro gab man ihr noch andere mögliche Übernachtungsmöglichkeiten. Ich stand schweigend daneben. Als sie aber am Telefon eine Herberge gefunden hatte, funkte ich etwas unhöflich dazwischen und bat sie, für mich doch auch gleich einen Platz zu reservieren, was sie gerne machte. Und ich musste damit nicht mein doch bescheidenes Französisch auspacken für die Reservierung. Ja, hier in Frankreich gab es wirklich gewisse Probleme mit Herbergen.

Wie mir der Herbergsvater später erzählte, starteten eben die meisten Pilger an einem Montag oder Dienstag in Le Puy. Wer also sicher freie Herbergen finden möchte, sollte eher an einem Mittwoch oder Donnerstag in Le Puy starten! Nun, dieser Tipp kam für mich etwas zu spät. Meine heutige Herberge sah sehr hübsch aus und machte einen guten Eindruck. Beim Spaziergang durch das kleine Städtchen traf ich wieder einmal auf Hilde aus Deutschland.

Daneben begegneten mir noch einige andere bekannte Gesichter, unter anderem auch die drei lustigen welschen Männer. Diese traf ich beim letzten „Abendmahl", denn sie wollten Morgen abreisen. Ihre Zeit auf dem Camino war vorbei.

Auch andere bekannte Gesichter mussten wieder nach Hause fahren. Natürlich fehlten diese Menschen dann auf dem Camino, was mich etwas traurig stimmte.

Aber noch am selben Abend traf ich bei der Besichtigung der Kirche die zwei Frauen Therese-Marie und Claudine aus der Nähe von Paris. Sie waren Nachbarn zu Hause, beide auch verheiratet, hatten denselben Jahrgang und auch drei Kinder wie ich. Sie wollten den Weg bis Conques gehen. Wir verstanden uns gut und beschlossen, uns um halb acht Uhr im Restaurant bei der Kirche zum Nachtessen zu treffen.

Beim Nachtessen gesellte sich auch noch eine junge Frau dazu, die offen zugab, auf dem Camino einen Partner finden zu wollen. Ob ihr das gelungen ist, konnte ich nicht in Erfahrung bringen, würde es ihr natürlich gönnen!

26.07.15
Nasbinals - Castelnau de Mandailles
24 km

Heute war für mich Tagwache schon um halb sieben Uhr. Diese Etappe machte mir keine Bauchschmerzen, denn sie führte sozusagen nur talwärts. Auch mein „Wolf" hatte sich unterdessen verabschiedet und es blieb mir nur noch ein bisschen die Angst, dass er sich wieder melden könnte. Der Puder war wirklich gut und hatte ja bei mir auch zu Hause schon wahre Wunder bewirkt.

Der Abstieg führte durch gepflegte und gut erhaltene Weiler und Dörfchen. Die Häuser waren meist aus Steinen zusammengesetzt und machten einen eher urtümlichen Eindruck. Man fühlte sich fünfzig Jahre oder sogar noch mehr zurückversetzt.

Teilweise führte der Weg beim Hinuntergehen aber auch durch sehr steiniges Gebiet, so dass man vorsichtig gehen musste, um nicht eine Verstauchung einzufangen.

Auch Tiere waren wiederum unterwegs. Heute kreuzten aufs Neue zwei Mäuse meinen Weg. Dieses Gebiet schien ein Schlaraffenland für Mäuse zu sein. Es fehlten ja auch die Katzen hier. Aber zum Glück war von Schlangen weiterhin nichts zu sehen.

Unterwegs machte ich eine Pause in einer Bar. Da kam auch schon Hilde. Wir assen beide ein Stück feinen Heidelbeerkuchen. Dazu genossen wir die wärmenden Sonnenstrahlen. Wie schön war es doch, einfach hier zu sitzen, sich locker zu unterhalten und die Landschaft und die Ruhe zu geniessen! Wir waren uns darin einig, dass wir, aus welchem Grund auch immer, dafür ein besonderes Privileg zu haben schienen.

Nach dieser gemütlichen Rast trennten sich unsere Wege schon bald wieder, da beide ihren Rhythmus gehen wollten.

Nach einiger Zeit traf ich auf Encharlotte, welcher ich schon am Vortag kurz begegnet war. Sie war Lehrerin in Versailles und sprach sehr gerne, und das alles auf Französisch. Das Gespräch war sehr interessant, doch recht anstrengend, vor allem auch, weil ihr Redetempo mich eindeutig überforderte. Deshalb war ich froh, nach einiger Zeit wieder alleine wandern zu können.

Schon um 14.30 Uhr kam ich bei meiner neuen Herberge, der Gite de Lestrade an. Diese war für mich die bis anhin beste und modernste Herberge auf dem Jakobsweg. Sie war noch in keinem Wanderführer verzeichnet, weil sie ganz neu war. Geleitet wurde sie von einem sehr freundlichen jungen Ehepaar mit zwei kleinen Kindern. Es gab wl, alles war sauber und es gab sogar eine Waschmaschine. Zu dritt mieteten wir die Maschine für einen Waschgang. Endlich waren die Kleider wieder einmal so richtig sauber und fühlten sich danach ganz anders an. Natürlich war ich sehr froh, dass ich die Waschmaschine nicht selber bedienen musste. Dies übernahmen die beiden Frauen, die mit mir die Wäsche zusammen waschen wollten.

Zum Nachtessen gab es eine feine Gemüsesuppe, grosse Hörnli und statt Fleisch bekam ich zwei prächtige Spiegeleier. Selbstverständlich fehlte auch der tägliche Wein nicht.

Nach dem Essen sassen wir Pilger noch draussen bei einem Tee und es wurde über Gott und die Welt gesprochen, was ich aber nur brockenweise mitbekam, da französisch gesprochen wurde. Nun, unterdessen hatte ich mich an diesen Zustand des nur wenig Verstehens gewöhnt und es störte mich nicht mehr besonders. Nach einiger Zeit gab ich dann das „Verstehenwollen" auf und genoss einfach den warmen Sommerabend und das Zusammensein.

27.07.15
Castelnau de Mandailles - Espalion
16 km

Trotz der super eingerichteten Herberge schlief ich diese Nacht schlecht. Im Zimmer war es drückend warm, ja fast heiss. Ich hatte kribbelige Beine, die einfach nicht Ruhe geben wollten und ich drehte und wendete mich, aber ohne Aussicht auf Besserung. Das gute Frühstück mit Brot, Butter, Konfitüre, Apfelmus, Kaffee und Orangensaft entschädigte mich für die etwas gestörte Nachtruhe. Ich kann an dieser Stelle diese Herberge allen kommenden Pilgern sehr empfehlen!

Heute stand nur eine kurze Wanderung auf dem Programm. Der Weg führte grösstenteils abwärts in Richtung des Tales des Flusses Lot. Die Landschaft war schon wieder recht grün im Gegensatz zu der in den letzten Tagen passierten Hochebene.

Kurz vor Espalion und etwas vor dem ehemaligen Vulkankrater, den man noch heute gut erkennen kann an rötlichen, gewellten Fels- und Steinverläufen, schloss ich zu einer Pilgerin auf. Sie hiess Kate und kam ursprünglich aus Brighton in England. Sie wohnte nun aber in Paris und beherrschte fliessend Englisch und Französisch. Ich wurde fast ein bisschen neidisch deswegen. Wie schön wäre es doch, wenn ich das auch könnte! Sie sprach einfach so „locker vom Hocker" und ich musste mich so abmühen bei Konversationen. Beruflich war sie als selbstständige Theaterlehrerin für Kinder und Erwachsene tätig. Sie hatte selber zwei Kinder, ein Mädchen und einen Knaben.

Zusammen wanderten wir die letzte Anhöhe vor Espalion hinauf bis zur La Vierge Notre-Dame-de-Vermus, einer Madonnenstatue. Diese prangte hoch über dem Tal des Lot. Espalion und andere Dörfer lagen weit unten vor unseren Füssen. Ich wollte diese Statue natürlich noch fotografieren. Aber vor dem hellen, leicht verschleierten Himmel blieb ihr Gesicht bei jeder Foto ein dunkler Fleck und die Madonna war einfach nicht bereit, sich mal auf die andere Seite zu drehen, wo die Lichtverhältnisse besser gewesen wären!

Von hier oben führte der Weg nun relativ steil nach Espalion hinunter. Hier verabschiedete ich Kate, die ihre vorreservierte Herberge suchen wollte. Ich hingegen hatte Durst und trank noch ein Mineralwasser, bevor ich mich auch auf die Herbergssuche machte. Diesmal hatte ich ja nichts reservieren lassen.

Nach längerer Suche fand ich endlich eine Gite. Sie hiess La Halte St. Jacques. Wow, es hatte tatsächlich noch einen freien Platz im 2. Stock, Zimmer 3!

Als ich an der Rezeption stand, die Übernachtung bezahlte und meinen Pilgerstempel bekam, stand plötzlich wer neben mir? Es war Kate, die diese Herberge reserviert hatte. Natürlich amüsierten wir uns sehr darüber. Und es sollte noch besser kommen, als ich das Fünfbettzimmer mit meinem Rucksack betrat, winkten mir Therese-Marie und Hilde entgegen. Immerhin waren in meinem Zimmer also schon drei bekannte Gesichter.

Nach dem Duschen machte ich einen Spaziergang zum Lot. Auf einer sehr schönen Brücke konnte man ihn überqueren.

Am Abend gingen wir zu fünft in ein Restaurant essen. Ich genoss meine Pizza „Quatro Formaggi".

Danach bummelten wir noch ein bisschen durch die Stadt. Auf einem Platz im Zentrum gab es ein Musikkonzert. Eine Band spielte Jazz und viele Leute sassen in den umliegenden Restaurants und hörten zu. Wir setzten uns auch an einen Tisch. Da Jazz aber nicht zu meiner Lieblingsmusik gehörte, hielt sich meine Begeisterung in engen Grenzen. Hilde aber liebte Jazz und stand zuvorderst vor der Musikgruppe und wippte im Takt der Musik hin und her. Als wir zur Herberge zurückgingen, blieb Hilde noch. Sie wollte die Musik bis zum Ende auskosten.

28.07.15
Espalion - Massip (vor Golinhac)
25,5 km

Der Himmel zeigte sich heute leicht bewölkt, aber die Temperaturen waren trotzdem sehr angenehm. Therese-Marie klagte über starke Fussschmerzen und beschloss, ein Stück des Weges zu fahren und bei Besserung den Weg wieder aufzunehmen. Ich selber fühlte mich fit und voller Tatendrang. So kam ich gut voran. In Estaing, einem kleinen Ort mit einem wunderschönen Schloss, machte ich einen Halt.

Dieses Schloss wurde vom ehemaligen französischen Staatspräsidenten Valéry Giscard d'Estaing gekauft und zu einem Kongresszentrum umgebaut.

Nachdem ich die besuchbaren Teile des Schlosses sowie die Kirche angeschaut hatte, setzte ich mich in ein hübsches Restaurant unterhalb der Schlossanlage. Hier erfrischte sich auch gerade eine Frau, welche schon dreissig Tage unterwegs war und täglich vierzig Kilometer zurücklegte. Diese Leistung war wirklich bemerkenswert und ich glaube kaum, dass ich so etwas mehrere Tage durchhalten würde. Allerdings wollte ich dies auch nicht, denn dann war man auch bei guter Geschwindigkeit mindestens neun bis zehn Stunden pro Tag unterwegs und ich wollte auch noch genügend Zeit haben für Dorfbesichtigungen und Gespräche.

Nun, so vielfältig die Pilger waren, so vielfältig waren ihre Vorstellungen zum Absolvieren des Jakobsweges. Aber wichtig war ja, dass jeder seine Wünsche verwirklichen konnte und dabei zufrieden war. Es gab nicht gute und schlechte Pilger, sondern einfach verschiedene! Nachdem der Durst nun gestillt war, führte der Weg dem Fluss Lot entlang, bevor der Weg ziemlich steil nach oben führte.

Hier traf ich wieder auf Encharlotte mit ihrer Mutter. Encharlotte fragte mich, ob sie ein Stück weit mit mir weitergehen dürfe, da sie wieder einmal etwas schneller vorwärtskommen möchte. Ihre Mutter gab den Segen dazu und so ging es recht zügig bergauf. Nach einiger Zeit bemerkte ich, dass Encharlottes Atem schneller wurde und ihr Gesicht so allmählich eine rötliche Farbe bekam. Und da ich diese Symptome als Anzeichen von Verliebtheit in mich doch wohl eher ausschliessen konnte, wusste ich, dass sie so langsam aber sicher an ihre Grenzen stiess.

Bei Abstiegen war es dann aber umgekehrt, da verlor sie ihre „Verliebtheit" sehr schnell wieder und ich hatte meinerseits Mühe, ihrem Tempo zu folgen. Natürlich warteten wir von Zeit zu Zeit auf ihre Mutter. Ich stellte mich auf lange Wartezeiten ein. Aber zu meinem Erstaunen kam sie jeweils schon nach wenigen Minuten. Ich lernte daraus, dass man extrem schnell wandern musste, um durchschnittlich schnelle Pilger deutlich abzuhängen.

In Massip, einem kleinen Weiler, war meine heutige Etappe zu Ende. Hier gab es eine Herberge. Dazu gehörte auch ein kleiner Bauernhof. Ich denke, die Herberge war ein guter Zusatzerwerb für die Bauernfamilie, um hier überleben zu können. Encharlotte und ihre Mutter mussten mich hier verabschieden, da sie in Golinhac, einem Dorf etwa zwei Kilometer von hier, ihre Herberge reserviert hatten. In Golinhac übernachteten auch sonst die meisten Pilger, bevor es am darauf folgenden Tag nach Conques (Muschel) weiterging.

Nach meinen täglichen Pilgerarbeiten setzte ich mich bei sommerlichen Temperaturen noch etwas aufs Bänklein vor der Herberge. Da hier auch der Camino vorbei führte, war es interessant zu sehen, welche Pilger die Herberge passierten. Unter ihnen waren auch die beiden Blondinen Therese-Marie und Claudine sowie Hilde aus Deutschland. Therese-Maries Fuss hatte sich also unterdessen wieder etwas gebessert und sie konnte den Camino wieder wandernd geniessen.

Schliesslich wurde ich von einem weiblichen „Monster" begrüsst. Es war Kate, die ich im ersten Moment nicht erkannte. Sie war bei einem Abstieg gestürzt und dabei hatte sie sich ein total blutunterlaufenes Auge zugezogen. Dadurch war ihr Gesicht schon entstellt und sah wirklich sehr schlimm aus. Ich musste mich überwinden, sie beim Sprechen überhaupt anzusehen. Wenigstens hatte sie sich sonst beim Sturz keine weiteren Verletzungen zugezogen und sie konnte ihren Weg fortsetzen.

In meiner Herberge übernachtete auch Michel, ein Franzose. Sein Gesicht kam mir bekannt vor, da er schon einmal in einer Herberge im gleichen Raum geschlafen hatte wie ich. Er wird neben Michel (auch Miguel genannt zur besseren Unterscheidung), dem ich am ersten Tag des Camino begegnet war, der zweite Michel sein, der mit mir am 21. Juli in Le Puy gestartet war und auch das Ziel in Muxia erreichen wollte.

Das Nachtessen war ausgezeichnet. Und als Vegetarier bekam ich einen extra grossen gemischten Salat mit Omelette und zum Dessert ein Stück feinen Apfelkuchen. Wie angenehm war doch mein Pilgerleben.

29.07.15
Massip - Conques
21 km

Am Morgen wanderte mein Blick beim Aufwachen wie meistens zuerst Richtung Fenster, um zu sehen, wie sich das Wetter zeigte. Diesmal hielt sich meine Begeisterung in engen Grenzen, denn der Himmel war bedeckt und von Wolkenlücken mit blauen Flecken war keine Spur zu entdecken.

Nach einem einfachen Frühstück packte ich meine Sachen zusammen und machte mich auf den Weg. Es dauerte nicht lange, da begann es auch schon zu regnen. Wenigstens konnte ich erstmals meinen teuren hellgrünen „Superregenüberwurf" testen. Dieser flatterte beim kleinsten Windstoss nach allen Seiten und ich sah darin wohl aus wie ein Gespenst auf der Flucht.

Von der an sich schönen, recht grünen Landschaft bekam ich nicht so viel mit, woran auch der Nebel seinen Anteil hatte. So war ich froh, vorerst auf Asphaltstrassen wandern zu können, da hier die Schuhe weniger nass und weniger durch Schmutz beschwert wurden.

Nach einiger Zeit hörte ich hinter mir Schritte. Es waren zwei junge Männer, die in grossem Tempo hintereinander an mir vorbeizogen. Und wieder einmal wurde mein vielleicht etwas pubertärer Ehrgeiz geschürt. Wie ich schon einmal angedeutet habe, liess ich mich nicht gerne überholen. Deshalb beschloss ich, mich wenigstens nicht abhängen zu lassen und ich blieb konstant hinter ihnen.

Einer der beiden Männer versuchte mit dem vorderen in Kontakt zu treten. Dieser hatte irgendwie keine Lust dazu und zog die Geschwindigkeit sogar noch etwas an. Die Folge davon war, dass der andere nicht mehr mithalten konnte und er auch von mir wieder überholt wurde. Bald war er hinter mir im Nebel verschwunden.

Ich folgte dem „Schnellläufer" immer mit dem gleichen Abstand. Ich wollte mir beweisen, dass ich diese Pace auch halten konnte. Zu meiner Verwunderung blieb der Sprinter aber nach einiger Zeit plötzlich stehen, kehrte sich um und wartete auf mich. Offenbar hatte er gemerkt, dass er mit mir gehen konnte, ohne seine Geschwindigkeit drosseln zu müssen.

Bald erfuhr ich, dass er Postbote war wie Raffael, einer meiner Söhne. Damit verstand ich auch seinen hohen Speed.

Nun wanderten (rannten) wir gemeinsam weiter. Kurz vor Conques führte ein schmaler steiniger Weg durch einen Wald steil hinunter ins Dörfchen. Es war sehr rutschig und es hatte viel Geröll mit grossen und kleinen Steinen. Man musste höllisch aufpassen, um nicht plötzlich im Matsch des Weges zu landen. Hier hatte der Postbote eher Mühe, mir zu folgen. Nun, seine Berufswege waren wohl eher Asphaltstrassen. In Conques tranken wir noch etwas zusammen, bevor sich unsere Wege wieder trennten.

Zuerst quartierte ich mich für siebzehn Euros inklusive Frühstück in der Herberge direkt neben der Kirche ein. Dieses Gebäude war im ganzen Kirchenkomplex integriert und wurde von sehr netten Schwestern betreut.

Danach machte ich trotz des schlechten Wetters einen Spaziergang durch das wirklich wunderschöne, an einem Hang gelegene Dörfchen. Wenigstens hatte der Regen Mitleid mit mir und meinen nassen Schuhen und liess allmählich nach. Was an Regen nachliess, nahm hingegen an Leuten zu. In den engen Gassen zwischen prächtigen Steinhäusern wimmelte es nur so von Touristen, was ich natürlich einerseits verstehen konnte, dies andererseits aber meine „Pilgerruhe" etwas störte.

Die Kathedrale im Zentrum von Conques war wirklich sehenswert. Sogar für mich als Laie in Sachen Kirchen machte diese doch Eindruck. Besonders das Eingangstor zur Kathedrale war einmalig. Hier wurde im 12. Jahrhundert eine Darstellung des Jüngsten Gerichts in Stein gemeisselt und ist auch heute noch sehr gut erhalten.

Bei einem meiner vielen Drinks heute traf ich auf ein Ehepaar aus Frankreich. Chantal war wie ich schon pensioniert und ihr Mann Alain sollte dies in drei Jahren erleben dürfen. In einem guten Gespräch erfuhr ich, dass für sie der Camino heute zu Ende ging und sie leider wieder nach Hause reisen mussten, damit er seine Arbeit wieder aufnehmen konnte. Zum Abschied bezahlten sie dann noch mein Getränk, was ich dankend annahm.

Für mich kam nun die Arbeit. Meine Kleider wurden gewaschen, die Füsse gepflegt und natürlich war auch die Dusche mein täglicher Rastplatz. Danach kleidete ich mich trocken ein.

Unterdessen gab mir mein Magen mit heftigem Knurren zu verstehen, dass es Zeit für das Nachtessen war. Die meisten Pilger versammelten sich in der Herberge, um gemeinsam das Abendbrot zu geniessen. Da ich so einen riesigen Tisch mit mehr als dreissig Leuten darum herum nicht besonders schätzte und ich wohl wegen Verständnisproblemen stumm wie ein Fisch gegessen hätte, beschloss ich, mein Nachtessen im nahen Restaurant einzunehmen. Hier sass am Nebentisch eine nette Familie mit zwei sehr hübschen Mischlingskindern, die auf der Durchreise waren. Mein Nachtessen setzte sich zusammen aus verschiedenen Käsesorten, Brot und einem Glas Wein.

Ich traf hier auch noch auf Sämi, dem ich auf dem Weg schon mehrmals kurz begegnet war. Er machte einen sehr niedergeschlagenen Eindruck. Einerseits war er auf Stellensuche, andererseits hatte er sich sehr schmerzhafte Blasen eingefangen und musste nun hier in Conques aufgeben und nach Hause reisen, da es so einfach nicht mehr weiter ging. Ich versuchte ihn ein bisschen zu trösten und wünschte ihm viel Glück bei der Arbeitssuche.

Den Tag schloss ich ab mit dem Besuch eines Orgelkonzertes in der Kathedrale. Wie mir übrigens Claudine und Therese-Marie vor der Nachtruhe noch erzählten, war das gemeinsame Nachtessen in der Herberge nicht so gemütlich und im Esssaal sei es sehr laut gewesen. Also hatte ich wenigstens nichts verpasst. Um 22.15 lag ich zufrieden in meinem Bett in einem Zimmer mit dreizehn Betten und dreizehn Pilgern.

30.07.15
Conques - Livinhac le Haut
24 km

Nun, von Nachtruhe konnte man in dieser Nacht wieder einmal kaum sprechen. Erstens war es im Schlafsaal sehr heiss und eine Pilgerin verlangte vehement, dass das Fenster geschlossen blieb während der Nacht, es gäbe sonst Durchzug. Dass ich diese Pilgerin nicht gerade schätzte und ich manchen, Gott möge mir verzeihen, nicht gerade frommen Gedanken über sie hegte, kannst du als Leser vielleicht nachvollziehen.

Die Betten der dreizehn Pilger quietschten und gerade über mir im Bett schlief Xavier, ein sehr netter Kerl, der aber in der Nacht auch von Zeit zu Zeit einen halben Wald zersägen konnte. Und ich hatte mich bis anhin an Schnarcher noch nicht gewöhnt. Im Militär hatte ich in jungen Jahren schon einmal damit leben müssen.

Nach dem Frühstück verabschiedete ich mich von Therese-Marie und Claudine, den beiden lustigen Französinnen. Sie waren beide aufgestellte Frauen.

Auch andere Pilger reisten leider von hier wieder nach Hause, da die Strecke von Le Puy nach Conques eine ideale und landschaftlich sehr schöne

Strecke war, die auch für Berufstätige in der Ferienzeit zu bewältigen war.

Durch all diese Verabschiedungen wurde es heute etwas später und als ich auf meine Armbanduhr schaute, war es tatsächlich schon 8.30 Uhr, also eher spät für einen Pilger. Aber das späte Aufbrechen hatte auch Vorteile. Meine nassen Schuhe, die ich dauernd mit frischen Zeitungen fütterte, hatten damit etwas mehr Zeit zum Trocknen gehabt.

Mit fast „wasserfreien" Schuhen begann nach Conques ein recht steiler Aufstieg gleich zu Beginn. Für mich war es die bis anhin härteste Etappe, da nach etwa zwanzig Kilometern, als ich schon ein bisschen müde Beine hatte, nochmals ein happiger Anstieg zu bewältigen war.

Unterwegs erlebte ich eine positive Überraschung. Unter einem Sonnenschirm stand etwas abseits des Weges eine Frau vor einem Tisch mit diversen Getränken. Sie nahm sich den ganzen Tag Zeit, durstige Pilger mit „Feuchtigkeit" zu versorgen. Man konnte ihr dafür etwas geben oder auch nicht. Ich war immer sehr gerührt von solchen Aufmerksamkeiten auf dem Pilgerweg.

Am Ende der Etappe war ich müde. Trotzdem machte ich noch einen Spaziergang durch das Dorf und kaufte mir in einer Bäckerei ein feines Gebäck, eine Art Teigtasche mit Apfelmus in der Mitte. Bei diesem Rundgang traf ich auch wieder auf meinen schnellen Pöstler, der übrigens Laurent hiess. Wir gingen zusammen in ein Restaurant in der Nähe der Kirche, um etwas zu trinken. Der Kirchplatz war meist eine wichtige Begegnungsstätte für Pilger, da erstens der Jakobsweg hier durchführte und Kirchen für die meisten Pilger doch eine gewisse, wenn auch unterschiedliche Bedeutung hatten. Für einige waren es spirituelle, für andere eher architektonische oder kulturgeschichtliche Gründe. Manchmal konnte man sich hier auch einen Stempel besorgen für den Pilgerpass.

Nach diesem erholsamen Zusammensein schlenderte ich zurück zu meiner Herberge, wo ich mit Noemie und Sebastien, beides Schweizer, die in der gleichen Herberge wie ich übernachteten, das Nachtessen gemeinsam anrichten wollte. Noemie, die in Conques im Bett neben mir geschlafen hatte und ebenfalls Xaviers „Schnarchepisoden" hatte ertragen müssen, war Kindergärtnerin in Fribourg und Sebastien kam aus Sion. Sebastien war eigentlich wie ich Vegetarier. Aber da ihm seine Frau nahegelegt hatte, wenigstens auf dem Jakobsweg Fleisch zu essen, um genügend Kräfte mobilisieren zu können für diese lange Reise, ass er hier nun hie und da etwas Fleisch. Nun ja, er war gross, aber doch recht mager, so dass ihm dies nicht schaden konnte.

Wir kochten Spiralnudeln mit Zucchetti und Tomaten und dazu gab es Melonen, Aprikosen und den Rotwein. Nun, das Wort „wir" war an dieser Stelle wohl etwas übertrieben. Meine Aufgabe beschränkte sich auf das Schneiden des Gemüses sowie das Antischen im Freien.

Im Hausgarten von nebenan bat ich die Besitzerin noch um ein paar Kräuter für das Nachtessen, welche diese mir freundlicherweise gerne zur Verfügung stellte.

Das Nachtessen war sehr fein und wir hatten es sehr gemütlich im Herbergsgarten. Beim Abwaschen, wo ich mein Talent dafür aufblitzen lassen konnte, war ich natürlich wieder voll dabei.

Neben unserer Herberge befand sich noch eine andere, die im Reiseführer als besonders attraktiv angepriesen wurde. Hier kochte man regional mit biologischem Gemüse und vielen Kräutern. Eigentlich hatte ich auch die Absicht gehabt, diese Herberge zu benützen. Aber da sie, sogar ohne trennenden Zaun, mit der unseren verbunden war, hatte ich mich in der „falschen" Herberge angemeldet. Das gleiche „Malheur" war auch Noemie und Sebastien passiert, die an diesem Tag zusammen unterwegs gewesen waren.

Nun, die Nachbarsherberge war vollgestopft mit Pilgern und beim Nachtessen sassen alle zusammengezwängt um einen doch eher kleinen Tisch. Wir drei dagegen hatten ein ganzes Haus für uns alleine und im Garten eine Essgelegenheit mit mehr als genügend freiem Platz.

So war es auch nicht weiter verwunderlich, dass unser Tisch plötzlich besetzt war mit Pilgern aus der Nachbarsherberge. Und im Gespräch erfuhren wir, dass das Nachtessen in der "Feinschmeckerherberge" zwar gut, aber auch nicht gerade ein Hit gewesen sei. Das hiess mit andern Worten, wir hatten heute alles richtig gemacht!

31.7.15
Livinhac le Haut - Figeac
25 km

In einem Dreierzimmer ganz alleine liess es sich ruhig und sogar ohne Ohrenpfropfen schlafen. Dazu gab es frische Bettwäsche und die Temperaturen waren angenehm kühl.

Trotzdem war ich um 7.30 Uhr schon wieder auf den Beinen. Ich wanderte wie meistens alleine los. Das Wandern alleine war für mich sehr wichtig. Ich konnte meinen Gedanken nachhängen oder einfach nichts denken, nur gehen. Dies war für mich so etwas wie Meditation. Das Wetter hatte sich wieder gebessert und die ländlich geprägte Umgebung mit Wiesen und kleinen Wäldern konnte ich in vollen

Zügen geniessen. Hie und da sah man noch Nebelschwaden vorbeiziehen, die sich in Tallagen sammelten.

Etwa in der Mitte der Etappe begegnete ich Noemie. Wir setzten den Weg gemeinsam fort, da wir etwa das gleiche Tempo liefen und so gut vorankamen. Das Tempo war sowieso ein wichtiges Kriterium bei der Auswahl der Pilger, welche mich unterwegs begleiteten.

Bei einem Rastplatz machten wir eine Pause. Ich ass zum späten Znüni zwei Orangen und gab auch Noemie etwas davon. Sie ihrerseits offerierte mir ein paar Nüsse und „Guetzli"(Gebäck).

Als wir so dasassen und die ersten warmen Sonnenstrahlen auf uns einwirken liessen, hielt plötzlich ein Auto neben uns. Eine gepflegte Frau mit Namensschild auf ihrer Jacke öffnete die Autotüre, stieg aus und kam auf uns zu. Was wollte denn diese Frau von uns? Freundlich fragte sie nach unserem Befinden und was wir vorhätten. Dabei stellte sie sich als Mitarbeiterin des Verkehrsvereins von Figeac vor. Wir kamen schnell in ein Gespräch, wobei ich natürlich nicht alles verstand. Aber zum Glück musste ich nicht sprechen, da Noemie diesen Part übernahm. Jedenfalls gab sie uns am Schluss noch Empfehlungen ab, was wir an unserem Etappenziel besichtigen könnten und wo die besten Herbergen seien.

Wir staunten und freuten uns natürlich sehr über diesen aufmerksamen Service für die Pilger. So kam man sich natürlich willkommen vor auf dem Jakobsweg.

Kurz darauf fuhr sie weiter, um noch andere Pilger auf dem Weg zu begrüssen. Schon etwa um 14 Uhr erreichten wir über eine alte Steinbrücke Figeac. Im Fluss Célé spiegelten sich wunderschön die Bäume, die das Ufer säumten.

Nach einigem Suchen fanden wir die uns empfohlene Herberge le Boquelicot. Ich richtete mich in der Gite ein und machte danach einen Spaziergang durch das sehr schöne Städtchen. Dabei kaufte ich mir noch eine Postkarte und ein Eis, das mir sehr gut schmeckte.

Um 19 Uhr traf ich mich mit Noemie bei der Kirche, da wir das Nachtessen gemeinsam einnehmen wollten. Im Städtchen hatte ich schon am Nachmittag eine schöne Pizzeria mit freiem, offenem Innenhof entdeckt, die wir nun aufsuchten. Ich ass eine Pizza mit vier verschiedenen Käsesorten. Und es war ein wirklicher Genuss, wieder einmal mein Lieblingsessen zu schnabulieren.

Im Gespräch entdeckten Noemie und ich, dass wir in unseren Lebensansichten viele Gemeinsamkeiten hatten. Unter anderem waren wir beide der Meinung, dass es gut wäre, wenn alle Menschen mindestens einmal in ihrem Leben den Camino begehen würden, da man hier gut merkte, was wichtig war im Leben. Auch sonst führten wir tiefgründige Gespräche, was möglich war, da Noemie die französische Wortwahl möglichst einfach für mich wählte, was ihr als Kindergärtnerin wohl nicht so schwer fiel. Mit ihr hatte ich auch eine gute Französischlehrerin gefunden. Jedenfalls wurde es ein sehr schöner und spannender Abend.

Auf dem Weg zurück in die Herberge trafen wir zum letzten Mal auf den Pöstler Laurent. Dieser wollte heute um 23 Uhr mit dem Zug wieder nach Hause fahren. Er war deshalb schon auf dem Weg zum Bahnhof. Nach herzlicher Verabschiedung trennten sich nun unsere Wege definitiv. Aber es war eigentlich ein grosser Zufall, dass er uns noch begegnet war. Oder gab es auf dem Camino vielleicht gar keine Zufälle und es war irgendwie alles vorgeplant?

Vor dem Einschlafen schrieb ich noch eine Dankespostkarte an Leana, der ehemaligen Schülerin, die mir ja am Tag vor der Abreise noch einen Brief mit Glückwünschen für den Jakobsweg überbracht hatte. Danach schlief ich müde, aber zufrieden ein.

01.08.15
Figeac - Cajarc
30,5 km

Nach einem nahrhaften Frühstück mit Früchten verabschiedete ich mich vom Herbergsleiter und machte mich auf den Weg. Zuerst führte dieser ziemlich steil bergauf, was mir keine Sorgen bereitete, da ich Etappen mit Steigungen im Allgemeinen mehr liebte als Flachetappen.

Naturpfade führten oft durch gelbgrüne, etwas ausgetrocknete Wiesen, auf denen schwarzweiss gefleckte und auch braune Kühe weideten, die jeweils erstaunt in meine Richtung schauten und ein Gesicht machten, als wollten sie fragen: „Was macht denn der hier in dieser einsamen Gegend?"

Nach etwa zwei Stunden traf ich wieder auf Noemie, bei der sich heute Achillessehnenprobleme bemerkbar machten. Vielleicht war das Tempo gestern doch etwas zu hoch gewesen. In einem ganz kleinen Dörfchen in einem Restaurant machten wir deshalb eine Pause und tranken etwas. Danach wollte sie noch die Kirche anschauen, wogegen ich doch lieber weiterwandern wollte, da heute ja sehr viele Kilometer zu bewältigen waren.

Unterwegs führte der Weg an einem Bauernhof vorbei. Da hatte ich eine Idee. Ich wollte für Noemie, die sich ja über Sehnenschmerzen beklagte, einen Zettel schreiben mit den Worten: Allez Noemie! Damit gedachte ich sie aufzumuntern weiterzugehen. Ich bat eine Frau, welche gerade im Garten arbeitete, um ein Stück Papier. Sie gab mir das Gewünschte und klärte mich zusätzlich noch darüber auf, dass dies hier nicht der Jakobsweg sei und ich bei der letzten Kreuzung nach rechts hätte abzweigen sollen. Ich bedankte mich bei der netten Frau für ihre Hilfe und wanderte zur Kreuzung zurück. Den geschriebenen Zettel legte ich nun auf den richtigen Weg und beschwerte ihn mit Steinen.

Anschliessend setzte ich meinen Weg fort. Kurz vor Cajarc meldeten sich meine Beine mit leichten Schmerzen und so beschloss ich, eine längere Rast zu machen. Ich zog Schuhe und Socken aus, legte mich unter einen Baum und ass wie gestern zwei feine Orangen.

Als ich gerade die Absicht hatte aufzubrechen, kam Noemie um eine Hausecke. Sie bedankte sich herzlich für den Zettel und erzählte mir, dass dieser sie sehr aufgemuntert und ihr neue Kräfte und Motivation verliehen habe.

Die letzten Kilometer wanderten wir nun gemeinsam weiter. Doch beim Gehen plagten sie starke Schmerzen und es lief ihr nicht mehr rund. Ich selber war auch froh, einmal etwas langsamer wandern zu können. Meine Beine machten heute ja auch nicht den besten Eindruck.

Unterwegs erzählte sie mir, dass sie eine grünliche Schlange gesehen habe, was mich natürlich erschauern liess. Mir waren zum Glück nur ein Hase und ein Hirschkäfer begegnet. Zwar gab es links und rechts des Weges immer wieder diverse Geräusche. Dabei machte ich es aber ähnlich wie der Vogel Strauss. Den Kopf steckte ich zwar nicht in den Sand, aber ich schaute einfach nicht hin.

In Cajarc drängten sich viele Leute in den Strassen. Heute war hier nämlich Markt. Im Verkehrsbüro erkundigten wir uns aber vorerst nach einer guten Herberge. Diese war zum Glück nicht weit entfernt. In der Gite hatte es schon einige andere Pilger, die vor dem Haus sassen und sich bei einem oder mehreren Bieren von der langen Etappe erholten.

Nach den täglichen Pilgerarbeiten beschloss ich, an den Markt zu gehen. Solche Märkte hatten es mir angetan. Erstens war da immer etwas los und zweitens fand man hier immer feine Esswaren, in meinem Fall natürlich vor allem meine geliebten Früchte. So verwöhnte ich denn auch meinen Bauch mit Heidelbeeren, einem leider etwas allzu süssen Apfelküchlein und grünen Oliven. Diese etwas ungewöhnliche „Futtermischung" liess mein Herz aber doch höher schlagen. Zum Abschluss kaufte ich noch eine nicht allzu grosse Melone. Diese sollte am kommenden Tag in den doch vollen Rucksack passen und mein Mittagessen werden.

Wieder vom Markt zurück, erfuhr ich, dass alle Pilger gemeinsam in der Herberge das Nachtessen einnehmen wollten. Dabei sollte jeder ein bisschen etwas dazu beisteuern. Ich wollte da auch mitmachen, aber ich hatte nichts Essbares mehr im Rucksack ausser der Melone für Morgen. Also hiess es, nochmals zurück zum Markt zu gehen, wo ich mir noch ein paar Früchte, ein Stück Käse und eine Flasche Wein besorgte.

Gekocht wurde nun Reis mit Linsen gemischt. Dazu lagen auf dem Tisch die geschenkten Esswaren der Pilger bereit, wie eben mein Käse und der Wein, Oliven, Pouletfleisch und vieles mehr. Das gemeinsame Essen schmeckte ausgezeichnet. Besonders gefiel mir, dass jeder etwas zum Gelingen beigetragen hatte. Auf diese Weise schaute man nicht nur für sich selbst wie doch so oft im Leben.

Nach dem Essen sassen wir noch einige Zeit im Garten zusammen und genossen den warmen Sommerabend. Dabei erzählte mir Martin, ein Lehrer aus London, von seinen Erfahrungen auf dem spanischen Jakobsweg, den er im letzten Jahr gemacht hatte, was mich natürlich sehr interessierte, da ich diesen Weg ja noch vor mir hatte.

02.08.15
Cajarc - Bach
32,5 km

Ich liebe Musik über alles, allerdings nicht unbedingt bis morgens um vier. Und genau dies erlebte ich in dieser Nacht. In Cajarc gab es neben dem Markt auch noch eine Musikveranstaltung und der Bass der lauten Musik hämmerte in der Nacht in meine Ohren, wobei auch meine Ohrenstöpsel diesen nur beschränkt eindämmen konnten.

Wenn mir dies während meiner Arbeitszeit als Primarlehrer zugestossen wäre, hätte ich mich schrecklich darüber aufgeregt und dann deshalb wohl auch nach vier Uhr kaum mehr schlafen können. Hier war ich aber auf dem Camino und meine „Arbeit" setzte sich nur zusammen aus wandern, wandern und nochmals wandern und vielleicht noch Kleider waschen und essen. Dazu reichten die Kräfte auch nach wenig Schlaf. Es gab also keinen Grund zur Panik, allerdings angenehm war es sicher nicht.

Trotz der kurzen Nacht erwachte ich sehr früh, fühlte mich aber keineswegs müde. Nach dem einfachen Frühstück musste ich mich von Noemie verabschieden, da sie ja Achillesprobleme hatte und deshalb heute in Cajarc bleiben wollte, um sich zu schonen. Natürlich tat sie mir sehr leid und auch sonst fiel mir der Abschied nicht leicht, da wir uns doch sehr gut verstanden und viel Interessantes miteinander erlebt hatten. Und wahrscheinlich sah ich sie dann nie mehr, da ihre Caminozeit sowieso bald zu Ende ging.

Aber so war eben der Jakobsweg. Man „verlor" Menschen, fand aber auch wieder neue. Kurz gesagt entsprach der Camino eigentlich einem ganzen Leben, einfach in komprimierter Form. Dies äusserte sich auch in ganz alltäglichen Erlebnissen. Allerdings schien es mir, dass man hier schneller und besser erfassen konnte, was wichtig war im Leben.

Ich schulterte meinen Rucksack und mit Martin startete ich auf eine neue Etappe. Zuerst wanderten wir gemeinsam. Doch nach einiger Zeit trennten sich unsere Wege.

Ich genoss es immer, in den Morgenstunden alleine zu sein und in Ruhe das Erwachen des Tages zu erleben.

Heute sollte mein Etappenziel Veraire sein. Da es mir aber nach den gestrigen leichten Beinproblemen überraschend gut lief, beschloss ich, noch etwa sechs Kilometer weiterzugehen bis Bach. Dabei war es sehr heiss, so um die 33 Grad. Die Landschaft war sehr abwechslungsreich. Grün-gelbliche Felder und kleine Wäldchen lösten sich laufend ab.

Um zwölf Uhr legte ich eine Mittagspause ein. Im Schatten eines Baumes, wo sich auch noch andere Pilger niedergelassen hatten, verspeiste ich meine, dem gefühlten Gewicht nach tonnenschwere Melone. Dazu leistete das Weihnachtsgeschenk meiner Kinder, das Taschenmesser, sehr gute Dienste. Die Melone war ausgesprochen süss und saftig.

Auf dem weiteren Weg mit bedeutend leichterem Rucksack genoss ich dann das Dessert, nämlich kleine, aber sehr feine blauviolette Pflaumen, die nur etwa so gross waren wie „Reginatraubenbeeren". Sie hingen an wild gewachsenen Bäumen links und rechts des Weges.

Da die Markierungen an diesem Wegstück eher versteckt angebracht waren, oder bei mir sich doch eine gewisse Müdigkeit wegen der vergangenen fast schlaflosen Nacht breitmachte und ich deshalb die Abzweigungen übersah, durfte ich als Belohnung heute etwas mehr als eine halbe Stunde weiter wandern. Allerdings war einer der zwei Umwege eher abenteuerlich.

Der Weg, dem ich folgte, wurde schmaler und schmaler. Von links und rechts hingen Zweige und Gräser über den Pfad. Am Ende war er noch etwa dreissig Zentimeter breit und meine Zweifel über die Richtigkeit des eingeschlagenen Weges mehrten sich. Und wer meine Schlangenangst kennt, kann erahnen, wie mir zumute war. Gut war, dass mich niemand sah, denn ich stampfte wie ein Wilder auf den Boden, um die länglichen Viecher zu vertreiben.

Nach etwa einem Kilometer kam ich zum Glück aus dem Wald hinaus zu einer Abzweigung. Aber die Freude war von kurzer Dauer, denn es war weit und breit kein rotweisses Caminozeichen zu finden. Damit wusste ich endgültig, ich war falsch. Das Schlimmste war aber, ich musste nochmals in diesen „Schlangenwald" zurück.

Nun, da dieses Buch noch nicht zu Ende ist, weisst du natürlich, dass ich diesen „Ort des Schreckens" überlebt und wieder auf den richtigen Weg zurückgefunden hatte.

Am Nachmittag bemerkte ich leicht abseits der Strasse auf einer kleinen Wiese im Schatten von Bäumen eine Gruppe von etwa zwanzig Leuten, die an einem Tisch sassen, lachten, assen und tranken. Wer konnte das nur sein, denn es gab in diesem Gebiet nirgendwo ein Dorf oder ein Haus. Als ich mir gerade überlegte, ob das wohl Zigeuner seien, hatten sie mich entdeckt und riefen: „Kommen Sie und trinken Sie etwas mit uns!" Im Moment kam ich mir fast ein bisschen überrumpelt vor, da ich dies nun überhaupt nicht erwartet hatte. Nach einigem Zögern nahm ich die Einladung aber dankend an, da ich sowieso Durst verspürte.

Meine „Zigeuner" stellten sich als Leute aus Toulouse vor. Sie waren miteinander befreundet und machten zusammen in diesem Gebiet eine Woche Ferien. Auch ihre Kinder und Eltern waren dabei.

Nun wurde ich verwöhnt und es wurde alles für mein leibliches Wohl getan. Sie zeigten auch viel Interesse für den Jakobsweg und ich musste ihnen erzählen, woher ich kam, wohin ich wollte und was ich schon alles erlebt hatte. Es war eine wirklich gemütliche Runde mit zufriedenen Leuten.

Unterdessen kamen auch noch zwei andere Pilger vorbei und erlebten die gleiche Überraschung. Schliesslich musste ich aber wirklich weiter, da noch einige Kilometer auf mich warteten. Mit herzlichem Dank verabschiedete ich mich von diesen Leuten und sie wünschten mir alles Gute auf dem weiteren Camino. Diese Herzlichkeit war für mich ein ganz besonderes Erlebnis und wird in meiner Erinnerung bleiben.

Ich muss an dieser Stelle noch erwähnen, dass ein älterer Franzose - wow - mein Französisch gerühmt hatte. Eine solche Schmeicheleinheit nahm ich natürlich gerne entgegen, obwohl diese doch eher einer Wunschvorstellung als der Realität entsprach.

Am Ende dieser Etappe war ich rechtschaffen müde. Dafür war meine heutige Herberge am Eingang des Dorfes ein wunderschönes Haus mit einem prächtigen, sauber gepflegten Garten mit schönen

Blumen, umsäumt von einer Steinmauer. Dazu standen im Garten sogar Liegestühle bereit, die ich auf jeden Fall zu nutzen gedachte. Auch war es hier fast unheimlich ruhig, welch ein Gegensatz zur letzten Nacht.

Neben mir logierten hier nur noch Martin, der Engländer und Frederik, ein Koreaner. Frederick war im gleichen Zimmer einquartiert wie ich. Aber irgendwie blieb er für mich trotzdem ein Fremder und wir konnten keinen richtigen Kontakt zueinander aufbauen. Umso mehr freute es mich, dass Noemie mir eine SMS schickte, in dem sie mir mitteilte, dass ihr Fuss wieder besser sei und sie am kommenden Tag den Camino wieder aufnehmen würde.

Vor dem Abendessen machte ich ein kurzes Nickerchen im Liegestuhl.

Das Nachtessen wurde vom Herbergsvater zubereitet. Gemeinsam mit der Gastfamilie sassen wir im Garten unter einem Baum und genossen das Essen im Licht der untergehenden Sonne. Das Nachtessen war wirklich sehr fein. Es gab Reis mit Linsen, Gemüse und Wein. Den Abschluss machte ein Dessert mit Kuchen, gespickt mit Weinbeeren und dazu Vanillesauce.

Meine Frau wird, wenn sie diese Stelle liest, sicher sagen, du magst ja Reis gar nicht, wieso war das denn gut? Nun, sie hat natürlich Recht. Aber nach einer Etappe mit über dreissig Kilometern hat man eben „soooo" Hunger, dass auch Reis gut schmecken konnte - sorry Elisabeth, liegt nicht an deinen Kochkünsten!

03.08.15
Bach - Cahors
27 km

Am Morgen konnte ich mit Frederik dann doch noch ein paar Worte wechseln. Er war in der Fremdenlegion gewesen, was seinen etwas verbissenen Gesichtsausdruck vielleicht erklären konnte. So wie ich ihn einschätzte, machte er den Camino wohl nur aus sportlichen Überlegungen. Jedenfalls war Martin am Vortag einige Kilometer mit ihm bis zur Herberge gewandert. Frederick war in rasendem Tempo unterwegs gewesen und Martin hatte ihm ebenso verbissen versucht zu folgen. In Bach war Martin kaum noch zu erkennen gewesen. Sein Gesicht war rötlichblau angelaufen und aufgeschwollen gewesen. Und es hatte einige Zeit gedauert, bis er wieder seine normale Gesichtsfarbe zurückbekommen hatte.

Nun, vielleicht war meine doch eher negative Einschätzung von Frederick falsch, aber ich empfand es einfach so. Ich begegnete ihm auch nie mehr auf dem Camino.

Das Frühstück heute setzte sich zusammen aus Flöckli, Milch, Kaffee und Orangensaft. Brot war diesmal leider Fehlanzeige. Der Weg nach Cahors war schön, aber doch immer mehr oder weniger gleich mit abgemähten Getreidefeldern, ausgetrockneten Weiden und hie und da kleinen Baumgruppen oder einzelnen Bäumen. Die Wege waren meist angenehm zum Wandern. Allerdings brannte die Sonne herunter bei etwa 37 Grad. Aber da die Luft recht trocken war, konnte ich dies recht gut ertragen.

Problematischer stand es mit meinen Füssen und Beinen. Diese begannen mehr und mehr zu schmerzen.

Unterwegs traf ich Aurélie, ein sehr nettes und ruhiges Mädchen aus Reims. Sie machte gerade die Ausbildung als Krankenschwester. Sie war allein unterwegs. Ihre kleine fünfzehnjährige Schwester hatte unbedingt auch mitkommen wollen, aber ihre Eltern hatten ihr dies verständlicherweise noch nicht erlaubt.

Kurz vor Cahors verlief der Weg ziemlich steil hinunter zur Stadt. Die Aussicht war grandios und man sah von oben auch den Fluss Lot wieder, der sich wie ein Band um die Stadt schlängelte, ähnlich wie bei der Stadt Bern in der Schweiz.

Nun hiess es eine Herberge zu finden. Dabei kam ich mit einem älteren Ehepaar ins Gespräch, welches hier eine Gite reserviert hatte und den Weg dorthin suchte. Ich hängte mich ihnen an in der Hoffnung, so bald zu einer Herberge zu gelangen. Allerdings ging und ging es nicht vorwärts und es erinnerte mich wieder an die Herbergssuche in Le Puy. Der Mann verglich seinen Plan mit der Umgebung. Einmal glaubte er, dass wir richtig seien, dann wieder nicht. Ich selber konnte mich kaum mehr auf den Füssen halten und hatte auch starken Durst. In diesem meinem Zustand wäre ich ihm auch keine grosse Hilfe gewesen beim Stadtplanlesen. Schliesslich fanden wir, Gott sei Dank, die Herberge doch noch und es hatte zum Glück ein Bett für mich.

Doch wem begegnete ich da in meinem Zimmer? Es war tatsächlich Xavier, der Weltmeister im Schnarchen! Da hätte mir der liebe Gott nach einem so anstrengenden Tag aber einen besseren Platz zuweisen können! Nun, nach der Dusche und der Beinpflege sah die Welt schon wieder etwas freundlicher aus.

So wollte ich noch ein bisschen die Stadt anschauen gehen. Da begegnete ich im Hausgang Anne-Floor, einer Biologiestudentin aus Holland. Obwohl wir uns bis jetzt noch nie gesehen hatten, fragte sie mich, ob ich mit ihr Schwimmen komme im Fluss Lot. Sie habe sehr Lust darauf, wolle aber nicht alleine gehen. Ich war so überrascht von diesem Angebot, dass es einige Zeit dauerte, bis sie eine Antwort erhielt. Erstens war der Gedanke ans Baden im Fluss für mich im Moment nicht gerade ein Aufsteller, zweitens hatte ich gar keine Badehose bei mir. Und Nacktbaden mit einer so jungen Dame wäre wohl auch etwas gewagt gewesen. Aber da sie mich so freundlich darum bat mitzukommen, musste ich einfach zusagen. Ich konnte ja mit meiner schwarzen Turnhose schwimmen gehen.

Kurz darauf machten wir uns auf den Weg zum nahen Fluss. Nach längerem Suchen fanden wir auch eine schöne Stelle mit einem kleinen Strandplatz im Schutz von Bäumen, wo wir uns auch umziehen konnten. Nun, wir hatten es recht lustig und überquerten den Fluss beim Schwimmen einige Male, immer mit Ausschau nach gefährlichen Motorbooten. Meine vorgängigen Zweifel waren ausgeräumt und ich genoss das kühle Bad. Erfrischt ging es zurück zur Herberge.

Für das Nachtessen besuchte ich mit einigen andern Pilgern ein Restaurant in der Altstadt von Cahors. Zunächst sassen wir draussen und genossen die abendliche Wärme. Allmählich aber nahm die Windstärke zu und der Himmel wurde immer dunkler. Schon bald begann es zu donnern und die ersten Regentropfen trommelten auf die Blechtische. Es blieb uns nichts anderes übrig, als das Nachtessen im Restaurant drin fortzusetzen.

Nach dem Essen wurde noch Martin verabschiedet, der heute Nacht wieder abreiste Richtung England.

In der Herberge schaute ich im Internet noch die Wetterentwicklung für den nächsten Tag an, die aber weiteren Regen versprach. Diese Aussichten und meine Fuss- und Beinschmerzen brachten mich zum Entschluss, den morgigen Tag als Ruhetag zu nützen und in Cahors zu bleiben.

04.08.15
Cahors

Was ich im Voraus schon befürchtet hatte, traf ein. Xavier liess sein Talent als Oberschnarcher wieder voll zur Geltung kommen. Und wie wenn dies nicht schon gereicht hätte, versuchte ein anderer Zimmergenosse ihm darin noch den Rang abzulaufen. Etwas niedlicher ausgedrückt würde ich sagen: Sie schnarchten gemeinsam im Duett! Zu allem Übel war es auch noch sehr warm im Zimmer, also alles optimale Verhältnisse für eine schlaflose Nacht!

Nun, nicht so schlimm, heute war ja ein Ruhetag angesagt. Und wenn ich Max, einen lieben Kerl, anschaute, fühlte ich mich doch fit und munter. Dieser junge Mann hatte an jedem Fuss etwa sechs grosse Blasen und ich konnte seine Traurigkeit gut nachvollziehen.

Beim Frühstück lernte ich Aurélie, die mir gestern zum ersten Mal begegnet war, etwas besser kennen. Das besondere an ihr waren ihre strahlenden Augen und ihr immer frohes Gemüt, das auf mich richtig ansteckend wirkte. Für ihre Ausbildung zur Krankenschwester musste sie noch zwei Jahre machen. Sie wird mit ihrer ruhigen und motivierenden Art ihren kommenden Job sicher mit Bravour ausführen! Aurélie blieb heute auch noch in Cahors, gedachte aber in der kommenden Nacht den Camino zu beenden und nach Hause zu reisen.

Nach dem Frühstück machte ich mich auf den Weg in die Stadt, obwohl es leicht regnete. Allerdings wurde der Regen allmählich intensiver, so dass ich beschloss, in einem Gartenrestaurant unter einem schützenden Dach einen Milchkaffee zu trinken und ein Croissant zu schnabulieren. Hier verharrte ich recht lange, wobei ich die Fotos auf meinem Smartphone durchschaute und in mir dadurch alle bisherigen Erlebnisse auf dem Camino wieder auflebten. Es wurde mir so richtig bewusst, wie viel Schönes ich bisher schon hatte erleben dürfen.

Später besserte sich das Wetter zusehends und die Sonne guckte wieder zwischen Wolkenlücken durch. Da es mir langsam etwas langweilig wurde, bereute ich es plötzlich, nicht weitergepilgert zu sein. Ich vermisste das Wandern doch sehr! So zog ich plötzlich in Erwägung, jetzt noch den Camino fortzusetzen. Doch die Zeit war nun schon etwas fortgeschritten, und bis ich alles gepackt gehabt hätte, wäre ich heute nicht mehr weit gekommen. Dazu hatte ich mich in der Herberge bereits für eine weitere Nacht angemeldet, und schliesslich tat es meinen Füssen und Beinen auch gut, wenn sie sich noch einige zusätzliche Stunden erholen konnten.

Also nützte ich die Zeit, um noch drei Postkarten zu schreiben an Leute, welche ich elektronisch, sprich mit Whatsapp, nicht erreichen konnte. Im Gegensatz zu Whatsapp musste ich zuerst Karten aussuchen, diese schreiben, Briefmarken kaufen, und dann noch einen Briefkasten finden. Dies war aber gerade gut für so einen freien Tag.

Am späteren Nachmittag traf ich wieder einmal auf Hilde, welche über offene Blasen klagte. So lange Blasen mit Haut überzogen waren, konnte man ohne grössere Probleme gehen. Waren sie aber einmal offen, war jeder Schritt äusserst schmerzhaft. Plötzlich piepste mein Smartphone und zu meiner Überraschung war es eine SMS von Noemie. Sie schrieb, dass sie noch etwa eine halbe Stunde von Cahors entfernt sei und ob ich ihr nicht einen Platz in meiner Herberge reservieren könnte. Dies machte ich natürlich gerne, aber es war auch höchste Zeit, denn es waren nur noch zwei Plätze frei.

Da ich sowieso nichts zu tun hatte, beschloss ich, sie am Stadtrand abzuholen, damit sie die Herberge besser finden konnte als ich bei meinem Eintreffen.

Nachdem sich Noemie in der Herberge einquartiert hatte, zeigte ich ihr die Stadt, die ich nun schon ein bisschen kannte. Dabei erzählte sie, dass sie ihren Vater, der etwa das gleiche Alter hatte wie ich, überzeugen möchte, auch den Jakobsweg zu gehen. Als Beispiel hatte sie ihm von mir berichtet.

Am Abend um sieben Uhr hatten Aurélie, Hilde, Noemie und ich bei der Kathedrale abgemacht, um gemeinsam in einem Restaurant essen zu gehen. Hilde kam zwar zum Treffpunkt, wollte aber nach einem Besuch in der Apotheke gleich wieder zurück in die Herberge, da sie sich nicht so gut fühlte und sich vor allem um ihre Blasen kümmern wollte. So gingen wir eben zu dritt unseren Hunger stillen. Das Nachtessen mit einem grossen gemischten Salat schmeckte mir ausgezeichnet.

Zu Hause, sprich Herberge, setzten wir uns mit andern Pilgern in den Garten. Mit dabei war auch Serges, der Herbergsleiter. Dieser pilgerte jedes Jahr ein Stück des Jakobsweges. Er wusste deshalb genau, was Pilger so brauchten. Er holte seine Gitarre und Liederbüchlein und es wurden französische Chansons gesungen. Für viele Pilger waren diese Lieder bekannt und sie sangen kräftig mit. Ich selber versuchte auch ein bisschen mitzusingen, was eher mickrig ausfiel, da mir die Lieder völlig unbekannt waren. Die Stimmung war aber äusserst friedlich und ich fühlte mich wie am Lagerfeuer einer Pfadfinderveranstaltung.

Um 23 Uhr versorgte Serges seine Gitarre, um die teilweise schon im Bett liegenden Pilger nicht zu stören. So ging ich denn auch in die Federn, nicht aber ohne mich noch von Aurélie, die in ihrem kleinen Zelt im Garten schlafen wollte, zu verabschieden. Sie sollte nämlich um vier Uhr morgens abgeholt werden. Sie machte ihre Heimreise mit BlaBlaCar, einer Organisation, die günstig Mitfahrgelegenheiten anbot. In Frankreich war diese Art des Reisens, bei der Leute, die irgendwohin fahren mussten, dies an eine Zentrale meldeten und diese die Mitfahrmöglichkeit an andere Interessierte für diese Strecke weitervermittelte, recht weit verbreitet. Damit fuhren die Autobesitzer nicht alleine, was auch umweltschutzmässig eine gute Alternative und für Mitreisende erst noch billig war, und deshalb besonders von Jungen oft genutzt wurde. Mir war diese Organisation bisher nicht bekannt, das Konzept überzeugte mich aber, obwohl natürlich der öffentliche Verkehr an dieser Organisation keine Freude haben konnte.

05.08.15
Cahors - Lascabanes
21 km

Heute wollte ich endlich wieder weiter. Ich war schon recht früh auf den Beinen, da es heute sehr heiss werden würde und ich deshalb vor allem die noch etwas kühleren Morgenstunden zum Wandern nutzen wollte. Nach einer guten Nacht und einem Ruhetag fühlte ich mich auch wieder fit und munter.

Der einzige Wehmutstropfen war die Tatsache, dass ich Noemie heute endgültig verabschieden musste. Sie wollte hier in Cahors, wo noch gute Bahnverbindungen vorhanden waren, ihren Camino beenden und zu ihren Eltern zurückkehren, um dann etwas später ihre Arbeit als Kindergärtnerin in der Schweiz wieder aufzunehmen. Wie mir Noemie berichtet hatte, ginge der Schweizer Jakobsweg direkt an ihrem Haus vorbei. Und falls ich einmal den Jakobsweg von zu Hause aus nach Le Puy machen sollte, wäre dies natürlich eine gute Gelegenheit, ihr einen Besuch abzustatten. Übrigens wollten Noemie als auch Aurélie den Camino zu einem späteren Zeitpunkt wieder einmal fortsetzen. Auf eine gewisse Art und Weise machte der Camino einfach süchtig und es zog einen immer wieder auf diesen Weg zurück.

Mein Weg führte heute über eine wunderschöne alte Brücke über den Lot zum Städtchen hinaus.

Danach ging es in einem Wald gleich steil nach oben. Auf der Anhöhe angekommen, durchquerte ich eher ausgetrocknete Wiesen, Mais- und riesige Sonnenblumenfelder, die von kleinen Wäldchen abgelöst wurden. Hier schaltete ich meinen i-Pod Nano ein und setzte mir dazu die Bügelkopfhörer auf.

Wie ich schon einmal erwähnt habe, war und ist Musik für mich ein sehr wichtiger Teil im Leben. Aber ich höre hier schon einige Leser sagen (denken): „Dies würde ich auf meinem Jakobsweg nie machen und solche Geräte müsste man zu Hause lassen. Hier sollte man ja die Ruhe geniessen und auch Ruhe zum Nachdenken haben." Nun, für mich stimmte es! Vor einigen Jahren hatte ich einmal eine Powerpointpräsentation über meinen Wohnort gemacht. Sie setzte sich aus sehr schönen Bildern der Region zusammen, aber durch das Hinzufügen von Musik erhöhte sich eindeutig die positive Wirkung der Präsentation. Und das Gleiche erlebte ich jetzt auf dem Camino auch in der freien Natur. Mit Musik erschienen mir die Farben der Landschaft intensiver und es verstärkte auch meine Gefühlswelt. Selbstverständlich drehte ich den Lautstärkeregler nicht voll auf und die „Tragzeit" war jeweils auch nur beschränkt. Zu erwähnen ist noch, dass die Musik auch beim Nachdenken nie einen Störfaktor darstellte.

In einem ganz kleinen Dörfchen begegnete ich bei der Dorfkirche einer jungen Familie mit zwei Kindern, die mit dem Velo einen Ausflug machten und hier nun kurz picknickten. Bei der Begrüssung kam das kleinere der Mädchen, vielleicht etwa vier Jahre alt, spontan auf mich zu und bot mir ein „Guetzli" an. Dies bereitete mir viel Freude und war für mich ein sehr emotionales Erlebnis, vielleicht auch deshalb, weil ich Kinder sehr mochte und es mir auch mein liebes Grosskind Ronja wieder in Erinnerung rief. Nach ein paar netten Worten mit den Eltern der Kinder setzte ich meinen Weg zufrieden fort.

In einer Bar am Ende des Dörfchens traf ich auf Miguel, der sich immer noch ein bisschen um seine Meniskusprobleme sorgte. Nach einer kurzen Rast bei einer weiteren Cola Zero gingen wir einige Meter miteinander weiter, bevor jeder wieder sein individuelles Tempo aufnahm.

Kurz vor Lascabanes, meinem heutigen Etappenziel, traf ich noch auf Maximilien, welcher in der Herberge beim „Chansonabend" auch dabei gewesen war und neben Serges von Zeit zu Zeit ebenfalls Lieder mit der Gitarre begleitet hatte. Er war mit seiner Freundin Laure unterwegs. Die beiden hatten am Ende des Dörfchens in einer familiären Herberge mit zwei Jurten (mongolische Zelte) reserviert. Sie wollten diese etwas besondere Übernachtungsart einmal ausprobieren. Da ich noch keinen Schlafplatz hatte, kam mir das gelegen, da dies sicher auch für mich ein besonderes Erlebnis sein würde. Dazu habe diese Herberge, wie sie voller Stolz berichteten, sogar noch einen Swimmingpool, was doch eher eine Ausnahme war auf dem Jakobsweg. Dabei lud das im Moment herrschende Sommerwetter ja dazu ein, ins kühle Wasser zu springen. Also schloss ich mich ihnen an.

In der Herberge kam dann die Ernüchterung, sie war voll. Das hiess, ich musste ins Dorf zurückgehen und dort einen Schlafplatz suchen oder neun Kilometer weiter wandern bis zur nächsten Herberge, was ich mir aber im Moment nicht vorstellen konnte.

Da ich sehr durstig war, bat ich die Hostalera wenigstens um ein Glas Wasser, bevor ich auf die Suche gehen wollte. Wir kamen ein bisschen miteinander ins Gespräch. Schliesslich meinte sie: „Vielleicht finden wir ja doch noch eine Lösung." Dies war Musik in meinen Ohren!

Es kämen noch zwei Frauen, die eine der zwei Jurten reserviert hätten und darin stehe eigentlich noch ein Ersatzbett. Wenn die Frauen einverstanden seien, könnte ich dieses Bett benützen. Wenn nicht, habe es im Garten ein Chalet mit einem Sofa, wo ich schlafen könnte. So durfte ich mich dort vorerst ein bisschen einrichten. Danach duschte ich, bevor ich mich im Pool vergnügte. Wie war das Pilgern doch so schön!

Kaum hatte ich den Pool wieder verlassen, trafen auch schon die beiden angemeldeten Frauen, zwei lustige, nicht mehr ganz zwanzigjährige Damen ein. Natürlich könne ich bei ihnen in der Jurte schlafen, meinten diese. Allerdings hofften sie, dass ich nicht zu stark schnarchen würde. Dies konnte Maximilien, der mit mir in Cahors im gleichen Zimmer gepennt hatte, lachend bestätigen. Nun, ich bedankte mich bei ihnen und zügelte meine Sachen in die Jurte.

Danach wollte ich noch meiner Frau telefonieren und von der Jurte berichten. Aber hier war man schon etwas abgelegen und Telefonempfang war unmöglich, was einerseits etwas mühsam war, andererseits man von den umstrittenen" Funkwellen" verschont blieb.

Das feine Nachtessen setzte sich zusammen aus Lasagne, Melone und zum Nachtisch etwas Eis. Als es Zeit wurde zu schlafen, machte ich es mir im Bett der Jurte bequem und schrieb noch meine Tagesaufzeichnungen. Allerdings war es im Zelt drin drückend heiss.

Ich wartete auf die Frauen, die draussen noch am Lesen waren, die aber auch nach zwei weiteren Stunden nicht ins Zelt kamen. Hatte ich etwas falsch gemacht oder wollten sie nun doch nicht mit mir im gleichen Zelt schlafen? Plötzlich kam bei mir ein bisschen ein schlechtes Gewissen auf. Die beiden Frauen schliefen aber, wie sie mir später berichteten, vorerst lieber in der vorhandenen Hängematte und auf einem Bänklein im Freien als in diesem „Backofen". Als es gegen zwei Uhr draussen etwas kühler wurde, leisteten sie mir dann doch noch Gesellschaft in der Jurte.

06.08.15
Lascabanes - Lauzerte
24 km

Nach der doch eher gewöhnungsbedürftigen Übernachtung in der Jurte, die ich allerdings nicht missen möchte und die meine Erfahrungswelt sicher bereichert hatte, ging ich mich in einem etwa zwanzig Meter entfernten kleinen Holzhäuschen waschen. Hier waren auch die Toilette und die Dusche untergebracht.

Als ich zur Jurte zurückschlenderte, sah ich gerade zwei junge Rehe, die friedlich vor der zweiten Jurte, wo Maximilien und Laure noch schliefen, grasten. Als sie mich entdeckten, rasten sie - ich meine natürlich die Rehe - davon, als wäre der Leibhaftige hinter ihnen her!

Das gute Frühstück mit frischem Brot, Butter, Konfitüre, Käse und Milch schmeckte mir ausgezeichnet. Die Herbergsmutter erzählte beim Frühstück, dass die Temperaturen schon mehrere Jahre nicht mehr so hoch gewesen seien wie jetzt. Nun, mir kamen sie nicht speziell heiss vor, da ich nicht so anfällig auf hohe Tagestemperaturen war. In der Nacht aber sah dies anders aus, hier hatte mir der „Backofen" Jurte schon zu schaffen gemacht.

Nachdem ich meine Zähne geputzt und den Rucksack gepackt hatte, freute ich mich wie jeden Tag auf den Start zur neuen Etappe. Im Gegensatz zum eher immer gleichen Routinealltag zu Hause wusste ich auf dem Jakobsweg nie, was mich am neuen Tag erwartete und wo ich dann schlafen würde. Und genau dies liess doch einen Hauch von Abenteuer aufkommen, was mir gefiel. Ich hatte unterdessen gemerkt, dass es für mich wichtig war, Neues zu erleben. Denn dabei fühlte ich mich irgendwie so richtig „lebendig". Natürlich war ich mir auch im Klaren darüber, dass es nicht immer so sein konnte. Aber es wurde mir bewusst, dass man im Leben möglichst viele Gelegenheiten wahrnehmen sollte, um aus dem Trott des Alltagslebens auszubrechen. Ich denke, dies ist auch ein Grund, warum sich der Jakobsweg immer mehr an Beliebtheit erfreut.
Der gut begehbare und naturbelassene Wanderweg führte weiterhin durch abgemähte Getreidefelder, unterbrochen von kleineren Wäldern oder wenigstens Baumgruppen. Dabei liebte ich den Kontrast

der goldgelben Stoppelfelder zum kräftigen Grün der Bäume. Von Häusern war meist nichts zu sehen. Solche weiten, unberührten Naturlandschaften hatten es mir sehr angetan, standen sie doch im Gegensatz zur meist stark bevölkerten Landschaft in der Schweiz, was den Reiz noch erhöhte.

Hie und da zeigte sich auch ein kleiner Teich, der Feuchtigkeit für die Umgebung lieferte. An diesen Stellen wurde oft Gemüse angepflanzt. Möglicherweise wurden diese Teiche auch speziell dazu angelegt.

Plötzlich stand ich vor einem Früchtestand. Eine ältere Frau verkaufte frische Melonenschnitze oder ganze Melonen. So eine Gelegenheit konnte ich nicht auslassen. Ich kaufte eine ganze Melone und verspeiste sie gleich. Sie war unheimlich süss und saftig, leider aber auch sehr, sehr klebrig. Und dabei gab es nirgendwo eine Händewaschgelegenheit. So musste ich wohl oder übel mein wertvolles Trinkwasser dazu verwenden.

In Montcuq machte ich eine Rast und trank noch eine Cola. Hier traf ich auf Hilde und Kate, die in Lauzerte in der Gite Comunal übernachten wollten.

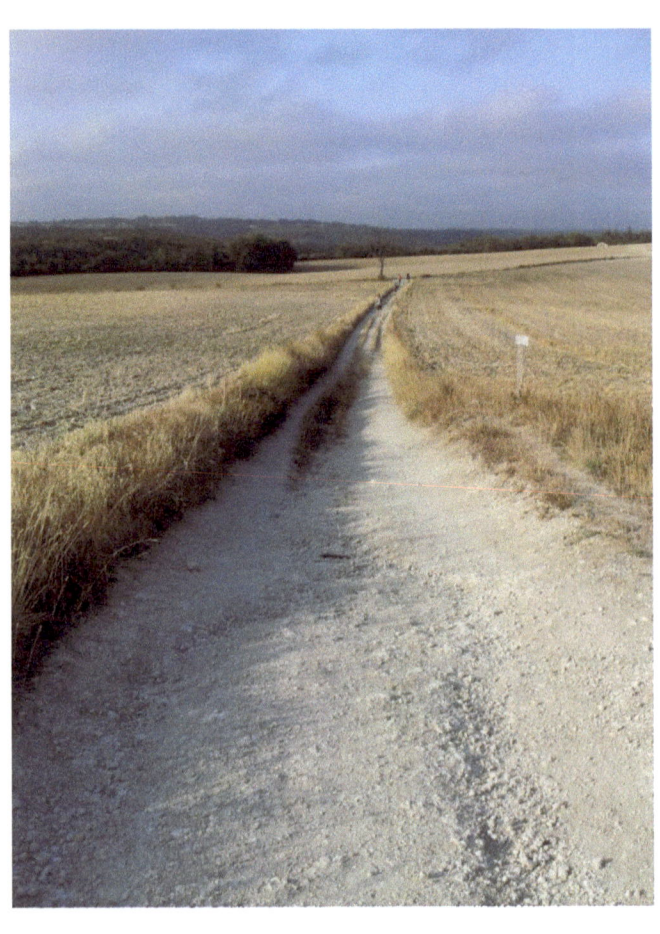

Abgemähtes Getreidefeld

Erfrischt ging es an die letzten Kilometer durch teilweise grosse Sonnenblumenfelder. Hier bemerkte ich am Wegrand lustige Sonnenblumengesichter, die von künstlerisch begabten Pilgern geschaffen worden waren. Dabei wurden einer Sonnenblume bei Mund, Augen und Nase die „Blümchen" entfernt, so dass dort die schwarzen Sonnenblumenkerne dahinter sichtbar wurden und damit ein lustiges Gesicht entstanden war.

Solche lachenden, aber auch ernsten Gesichter, die mich immer wieder schmunzeln liessen, fanden sich auch in andern Feldern wieder, wahrscheinlich entworfen von „Nachahmungstätern", die dadurch motiviert worden waren, ihre künstlerische Ader auch auszuleben. Irgendwie reizte es mich schon, auch so ein Wesen zu kreieren, liess es dann aber doch bleiben. Übrigens musste auch ein(e) Verliebte(r)) vorbeigekommen sein, denn jemand hatte ein prächtiges Herz in eine Sonnenblume gezaubert.

Wie so oft kurz vor dem Ende einer Etappe legte ich mich an einem schönen Plätzchen, diesmal mit Sicht auf Lauzerte, unter einen Baum, zog Schuhe und Socken aus und genoss das Summen der Bienen und sonstigen Insekten. Dabei setzte sich ein anhänglicher Schmetterling auf meine Zehen und wanderte dort hin und her. Ich schaute ihm lange zu und wagte mich kaum mehr zu bewegen, da ich sein feines Kitzeln sehr genoss.

Meine Gedanken drehten sich um die Frage, was wichtig war im Leben. Dabei kam mir ein Teil eines Liedes von Udo Jürgens, dessen Texte mir oft sehr gut gefielen, in den Sinn. Darin heisst es: „Was wirklich zählt auf dieser Welt, bekommst du nicht für Geld!". Wie Recht er hatte! Weder Geld noch sonstiger Besitz konnte einen glücklich machen. Wie war ich doch zufrieden hier mit nur einem Rucksack mit dem Nötigsten. Ich glaube, das Wichtigste war, andern Menschen Liebe entgegenzubringen und zu bekommen, sowie die Freiheit zu haben, einfach den Augenblick geniessen zu können ohne Druck von aussen. Mit diesen Gedankenspielen wäre ich beinahe eingeschlafen.

Nun aber ging es auf die letzten beiden Kilometer ins Dorf hinunter. Beim Begrüssungsgetränk in der Gite les Figuiers begegnete ich wieder den beiden Michels, die ich nun schon einige Zeit nicht mehr gesehen hatte. Natürlich gab es eine herzliche Begrüssung und wir freuten uns über das Wiedersehen. Diese Wiedersehensfreude war echt und irgendwie anders als im Alltag zu Hause, wo man sich ja auch immer wieder sah, aber wo es eben auch schon Routine geworden war. Michel spendierte allen anwesenden Pilgern ein Bier und mir als - sorry - Bierverächter ein Mineralwasser.

Beim Smalltalk erzählte mir Miguel nicht ohne Stolz, dass er sich in einer Apotheke gewogen und seit Le Puy etwa vier Kilogramm an Gewicht verloren habe. Natürlich wäre ich selber auch nicht unglücklich gewesen über einen etwas leichteren Body. Ich hatte mich aber bis anhin auf dem Camino noch nie gewogen, gedachte dies aber in nächster Zeit einmal nachzuholen.

Nach den täglichen Arbeiten machte ich noch einen Spaziergang. Gerade wurden auf dem Dorfplatz Tische und Stühle aufgestellt für ein Konzert, das am Abend über die Bühne gehe sollte.

Bald machte ich mich wieder auf den Weg zurück zur Herberge, wo das Nachtessen auf mich wartete. Aber nun gab es ein Problem. Ich fand die Herberge nicht mehr. Da mir der Name der Herberge in diesem Moment nicht mehr einfiel, konnte ich auch niemanden danach fragen und ich wurde so langsam etwas unruhig. Nach vielen Irrwegen, teils auch durch private Hausgärten, fand ich sie schliesslich doch noch. Das gemeinsame Nachtessen in der Herberge schloss einen weiteren schönen Tag ab.

07.08.15
Lauzerte - Moissac
25 km

Alleine in einem kühlen Fünfbettzimmer im untersten Stock hatte es sich sehr gut schlafen lassen. Ich hätte dieses Zimmer gerne mitgenommen auf den weiteren Jakobsweg, allerdings war mein Rucksack wohl doch etwas zu klein dafür.

Als ich um etwa 7.45 Uhr die Treppe hinaufstieg in den Essraum, um zu frühstücken, traf ich hier niemanden mehr. Alle hatten sich bereits aus dem Staub gemacht und mich „Armen" alleine zurückgelassen.

Heute war für mich ein etwas spezieller Tag, da mein Etappenziel Moissac hiess. Und wer bis hierhin mein Buch genau gelesen hat, weiss, dass ursprünglich Moissac als mein Startort für den Camino geplant gewesen war. Und deshalb war ich besonders motiviert, diesen Ort nun zu sehen, nachdem ich unterdessen schon über 300 Kilometer in den Beinen hatte. Ausserdem sagte der Hausherr beim Abschied noch zu mir: Er wisse aus Erfahrung, wer es bis Moissac schaffe, schaffe es auch bis Santiago! Aber eben, ich war ja noch nicht ganz dort.

Nach einem kurzen Frühstück traversierte ich nochmals das kleine hübsche Städtchen Lauzerte, bevor sich der Weg durch eine weiterhin hügelige und recht grüne Landschaft fortsetzte. Nach etwa einer Stunde holte ich Kate, die unterdessen doch wieder „menschenwürdig" aussah, und eine andere Pilgerin ein. Die Umgebung des Auges von Kate hatte sich wirklich gebessert. Sie war nun nicht mehr so blau, hatte sich dafür aber leicht gelb-grünlich verfärbt. Die beiden Frauen standen gerade an einem Tisch mit Melonen und Tomaten neben dem Weg und machten sich daran, eine Auswahl davon zu treffen. Einen Verkäufer gab es hier nicht. Auf einer Tafel war aber vermerkt, wie viel für die feinen Sachen zu bezahlen war. Und daneben stand eine kleine Kasse. Ich kaufte eine Melone, die ich dann am Mittag verspeisen wollte.

Nachdem ich von den beiden Frauen und dem Stand noch eine Foto geknipst hatte, gingen wir wieder getrennte Wege.

Zu meinem Leidwesen mussten nun einige Kilometer Asphaltstrassen bewältigt werden. Vor mir wanderten noch zwei andere Pilger, denen ich im immer gleichen, relativ grossen Abstand folgte. Plötzlich stoppte bei den beiden ein Auto, worauf die Pilger umkehrten und nun mir entgegenwanderten. Auch mir gab der Autofahrer beim Vorbeifahren via Handzeichen zu verstehen, dass ich falsch unterwegs sei. Nun, allzu weit waren wir nicht vom Weg abgekommen. Ausserdem war das Ganze für mich sogar noch ein kleines Erfolgserlebnis, da ich nun ohne viel zusätzlichen Aufwand plötzlich an der „Spitze" war und die beiden andern Pilger mir hinterherlaufen mussten.

Die vielen Teerstrassen hatten aber Einfluss auf meine Beine, die sich mit leichten Schmerzen meldeten. Es blieb aber im erträglichen Mass. Auf einem Feldweg traf ich plötzlich auf Sebastien, der sich in der Nähe auf einer Wiese etwas ausgeruht hatte und nun seinen Weg fortsetzen wollte. Im nächsten Ort tranken wir einen Kaffee, bevor wir ein Stück zusammen weiterwanderten. Er arbeitete in einer Firma, die Spritz- und Düngemittel verkaufte. Und nun war ihm in letzter Zeit bewusst geworden, dass er dies mit seinem Gewissen nicht mehr vereinbaren konnte. Durch diese Sorgen belastet hatte er immer mehr an Gewicht verloren und liess ihn auch nicht mehr gut schlafen. Dies war auch der Grund dafür, warum er den Jakobsweg ging. Er hoffte hier auf eine Lösung für dieses Problem. Unterdessen keimte in ihm immer mehr der Wunsch, im biologischen Landbau einen Job zu finden.

Nach einiger Zeit verloren wir uns wieder aus den Augen. Dafür traf ich kurz vor Moissac auf Michel. Der Vorort von Moissac schien nie aufzuhören. Meine Beinschmerzen waren unterdessen doch stark angewachsen und lange konnte ich so nicht mehr weitergehen. Endlich hatten Michel und ich es aber doch geschafft und wir standen vor der etwas speziellen Kathedrale. Doch im Moment war ich zu müde für eine Besichtigung und wir wollten möglichst schnell zur Herberge. Michel hatte in der Gite Ancien Carmel reserviert, die ich nun auch für mich beanspruchen wollte. Es war ein altes Kloster mit einem wunderschönen Innenhof, der von Arkaden umgeben war.

Michel und ich erhielten ein kleines, aber sauberes Zweierzimmer. Kurze Zeit später traf auch Miguel ein, der sich an der Rezeption anmeldete und ein Einzelzimmer bekam. Eigentlich hatte Michel erst nur für Miguel und sich reserviert. Dass ich nun seinen Platz im Zimmer von Michel hatte, war mir nicht so recht, denn die beiden Michels kannten sich schon besser. Aber Michel akzeptierte das ohne Murren.

Nach dem Duschen war meine Müdigkeit wie weggewischt, allerdings leider nicht die Beinschmerzen. So ging ich als erstes in die Apotheke und besorgte mir dafür ein gutriechendes Arnikaöl zum Einmassieren. Danach trank ich zusammen mit zwei andern Pilgern in einem Gartenrestaurant bei der Kathedrale noch einen Orangensaft. In dieser Bar gab es nichts anderes zu trinken als frische Fruchtsäfte und Tees. Nun, als „Bierverächter" hatte ich damit natürlich keine Probleme.

Nachdem ich mir die wirklich sehenswerte Kathedrale angeschaut hatte, machte ich mich wieder auf den Weg ins Kloster, das sich etwas oberhalb von Moissac befand und deshalb eine super Aussicht auf diese Stadt erlaubte. Allerdings wäre ich heute auch mit weniger Höhe durchaus zufrieden gewesen.

Beim Nachtessen unter den Arkaden sassen über zwanzig Pilger um einen riesigen Holztisch. Der Herbergsleiter erzählte vor dem Essen die Geschichte dieses Klosters. Natürlich bekam ich aufgrund meiner rudimentären Französischkenntnisse nur Bruchstücke davon mit. Beim anschliessenden Nachtessen war die Situation ähnlich und mein Beitrag zum Tischgespräch fiel eher dürftig aus.

Das Nachtessen war sehr gut und ich bekam, man höre und staune, mit zwei weiteren Vegetariern, wie immer eine Omelette. Vegetarier waren sonst doch eher eine rare „Spezies" auf dem Camino.

Relativ früh legte ich mich heute schlafen, in der Hoffnung, dass bis morgen die Beine wieder in Ordnung seien.

08.08.15
Moissac - St.Antoine
29 km

Mein Schlaf im kleinen Zweibettzimmer im Kloster wäre beinahe als göttlich zu bezeichnen gewesen, wenn sich nicht Michel hie und da mit seinen nächtlichen, sich allerdings im Rahmen haltenden „Baumfällerarbeiten" gemeldet hätte.

Am Morgen bestätigte ein erster Blick nach draussen meine Vermutung, dass das Wetter bewölkt war. Aber wenigstens regnete es nicht, was ein angenehmes Wandern versprach. Zuerst folgte der Weg dem Tarn-Garonnekanal. Rechts des Weges war der Fluss, links davon eine schöne Baumallee. Trotz des trüben Wetters genoss ich dieses prächtige Landschaftsbild.

Nach etwa zwanzig Minuten war es aber dann doch so weit. Ich spürte die ersten Regentropfen auf meiner Haut. Einige Pilger vor mir begannen, den Regenschutz anzuziehen. Ich dachte, vielleicht hörte der Regen ja wieder auf und ich müsste dann nicht das mühsame Aus- und wieder Einpacken des nassen Regenschutzes in Kauf nehmen. Aber es kam, wie es kommen musste. Als ich mich schliesslich doch dazu entschloss, den Regenschutz überzuziehen, war ich bereits nass. Nun, Bequemlichkeit hatte eben seinen Preis.

Nach der Überquerung des Flusses stieg der Weg steil an. Es ging nun durch Rebberge mit schon feinen gelblich-grünen Trauben. Von hier oben bot sich mir eine wunderschöne Aussicht auf das Tal mit vielen Gemüsefeldern und kleinen Teichen. Es schien dort ein sehr fruchtbarer Landstrich zu sein.

Da übersah ich eine Abzweigung und verlängerte deshalb meine Tagesetappe um einen weiteren Kilometer. Überhaupt waren die Markierungen hier eher spärlich zu finden oder fehlten teilweise für längere Zeit. So kam ich denn plötzlich an eine Strassenkreuzung ohne sichtbare rot-weisse Zeichen. Welchen Weg sollte ich nun nehmen? Fragen konnte ich hier ja niemanden in dieser doch recht einsamen Gegend. Und wieder einmal geschah ein „Wunder" des Camino. Gerade in diesem Augenblick fuhr auf der kaum befahrenen Strasse ein Auto heran. Der Fahrer sah wohl meinen suchenden Blick und hielt an. Er sagte: „C'est le chemin" und zeigte mir mit Handzeichen die Richtung an. Es war übrigens für lange Zeit das einzige Auto, dem ich begegnete. Für solche Erlebnisse war ich jedes Mal sehr dankbar und es verlieh mir auch Sicherheit und eine gewisse Geborgenheit.

Zwischendurch besserte sich das Wetter schnell und es zeigte sich die Sonne und blauer Himmel. Nun sah die grüne Pflanzenwelt noch schöner aus und meine nassen Kleider konnten wieder etwas trocknen. Allerdings war dieser Lichtblick nicht von langer Dauer. Erneut verdunkelte sich der Himmel und wieder begann es zu regnen. Diesmal wurden die Niederschläge aber intensiver und es wollte nicht mehr aufhören.

Als ich im kleinen Städtchen Auvillar ankam, war ich total durchnässt und auch meine Füsse machten in den Schuhen ein Gratisbad. Wenigstens hatte ich mein Etappenziel erreicht und ich konnte nun alles wieder trocknen lassen.

Beim Suchen nach einer Herberge kam ich über den Dorfplatz. Und welch eine Überraschung. Unter einem grossen Zelt in der Mitte des Platzes befand sich ein Tisch und darum herum standen Michel, seine Frau, Bekannte und Verwandte von ihm. Michel hatte mir am Tag vorher noch erzählt, dass er heute Freunde treffen würde und er mit ihnen dann die Etappe gemeinsam zu Ende wandern wollte. Aber dass ich ihnen hier begegnen sollte, kam für mich doch etwas überraschend.

Michels Freunde hatten ein richtiges Menü mitgenommen und auf einem Tisch ausgebreitet. Michel stellte mir alle Leute vor und dann wurde ich eingeladen mitzuessen.

Zusammen wollten sie danach weiter wandern nach St. Antoine. Michel fragte mich, ob ich nicht auch bis St. Antoine kommen wolle, es seien nur noch neun Kilometer bis dorthin. Frisch gestärkt und ausgeruht entschloss ich mich dazu, meine Etappe zu verlängern. Viel nasser konnte ich ja auch nicht mehr werden. Und Michel reservierte für mich in der Herberge gleich noch ein Bett.

Nach dem Essen verabschiedete ich mich vorerst von diesen netten Leuten, da sie in gemächlichem Tempo zu wandern gedachten und ich ihr kurzes Beisammensein auch nicht stören wollte.

Auf dem Weg zum neuen Etappenziel begegnete mir nun erstmals eine kleine Schlange. Ausser einem kleinen Unwohlsein bei ihrem Anblick verspürte ich keine Angst, da sie flach wie eine gepresste Blume auf dem Teer klebte und von ihr kaum mehr eine Gefahr ausging. Immerhin erinnerte dieses Erlebnis mich daran, dass es hier also wirklich solche Viecher gab.

St. Antoine war ein sehr kleines unscheinbares Dörfchen. Aber es gab hier eine Kirche und junge Leute musste es hier auch geben, denn aus einem Haus dröhnte laute Popmusik und es war gerade eine Party im Gange.

In der reservierten Gite quartierte ich mich ein. Gerade war ein anderer Pilger daran, mit einem Föhn seine Schuhe zu trocknen. Mich selber überzeugte diese Idee, obwohl die ausströmende feuchtwarme Luft nicht gerade als Wohlgeruch bezeichnet werden konnte. Und als der Föhn frei wurde, waren auch meine Schuhe an der Reihe. Aus energetischer Sicht war diese Art des Schuhtrocknens aber doch etwas aufwändig, wenn auch wirksam bei genügendem Zeitaufwand.

Am Abend gingen wir, das heisst Michel, seine Freunde und ich im einzigen Restaurant des Ortes essen. Miguel war unterdessen auch angekommen und natürlich auch dabei. Da man an diesem Ort nicht viel unternehmen konnte, war schon bald Lichterlöschen. Vorher schrieb ich aber an Antoine, einem Bekannten von mir, ein Whatsapp mit einer Foto von der Ortstafel, wo sein Name verewigt war.

09.08.15
St. Antoine - Lectoure
24 km

Nach einem schmackhaften Frühstück machte ich mich auf den Weg, fit und ausgeruht. Draussen fielen bereits wieder die ersten Regentropfen. Nun, wenigstens hatte ich gestern gelernt, schon zu Beginn des Regens den Regenschutz anzuziehen.

Aber heute geschah nun das, was ich gestern erwartet hatte, und es hörte bereits nach etwa hundert Metern auf zu regnen und die Bewölkung lockerte sich zusehends auf. Nun durfte ich also meinen feuchten Regenschutz wieder im Rucksack versorgen, nachdem er in der Nacht hatte so schön trocknen können.

Der Weg führte durch ein Gebiet mit vielen Sonnenblumenfeldern mit oft schon vertrockneten Blütenköpfen. Daneben wechselten sich Äcker, Wiesen und kleine Baumgruppen ab. Dazwischen passierte ich auch einige kleine Teiche. Die naturbelassenen Wanderwege wurden oft gesäumt von wunderschönen hellblauen Wegwarten, die hier eine beachtliche Grösse erreichten.

Bei angenehmen Temperaturen um die 25 Grad und ohne allzu grosse Steigungen war mein Tempo recht hoch und ich erreichte bereits um Viertel nach eins Lectoure, was mein Glück sein sollte. Denn kaum hatte ich das hübsche Städtchen mit einem letzten steilen Anstieg erreicht, begann es schon in Strömen zu schütten. Die etwas langsameren, gemütlicher wandernden Pilger erwischte es voll und sie kamen später total durchnässt hier an.

Ich wollte gleich eine Herberge suchen und da es regnete, wählte ich die erstbeste, welche ich fand. Es war ein grosses altes Haus aus dem 17. Jahrhundert, welches früher einmal ein kirchliches Gebäude gewesen sein musste oder ein Adeligenhaus. Es wurde nun von Presbyterianern als Unterkunft für Pilger verwendet. Allerdings konnte ich hier nur schnell meinen Rucksack deponieren, da die Herberge nun schloss und erst wieder um 15 Uhr öffnete, was übrigens oft so war.

Da die Wolken weiterhin ihr Wasser ausschütteten, war an eine Stadtbesichtigung nicht zu denken und ich setzte mich in ein Restaurant, um etwas zu trinken. Als der Regen etwas nachliess, wollte ich in einer Apotheke noch eine neue Salbe für meine Füsse kaufen. Aber im Pilgerleben lebt man irgendwie zeitlos und so war es mir nicht bewusst, dass heute ja Sonntag war und somit die Läden geschlossen blieben. Also war der Besuch des nächsten Restaurants gefragt. Hier langweilte ich mich ein bisschen, wobei ich mir immer wieder die Frage stellte, ob die gewählte religiöse Unterkunft wirklich das Richtige für mich war. Nun, schliesslich sagte ich mir, dass es ja nur für eine Nacht sei.

Kurz vor 15 Uhr ging ich zur Herberge. Unterwegs entdeckte ich noch eine Kleiderwäscherei mit Waschmaschinen und Tumbler. Zum Glück war diese auch am Sonntag offen, wobei der Tumbler bei diesem Wetter ein wahres Geschenk des Himmels war, da die Wäsche sonst nie trocknen würde.

In der Herberge musste ich meinen Rucksack in einen Plastiksack packen, um das Verbreiten von eventuellen Bettwanzen zu verhindern. Um diese Wirkung zu erhöhen spraytre Bruno, der Herbergsleiter, den Rucksack zusätzlich auch noch mit Gift ein. Danach erst durfte ich mein Zimmer beziehen.

Nach dem Duschen ging ich mit meinen schmutzigen Kleidern in die Wäscherei. Dabei nahm ich aber auch einige schon von Hand gewaschene Kleidungsstücke mit, da ich festgestellt hatte, dass Waschmaschinenwäsche sich eben, trotz meines „Waschtalents", sauberer anfühlte als Handwäsche. Für die Benutzung der Waschmaschine und des Tumblers musste man jeweils drei Euros einwerfen. Stolz und zufrieden trug ich nach gut einer Stunde Wartezeit die saubere und trockene Wäsche zurück zur Herberge.

Zum ersten Mal auf dem Jakobsweg waren wir Pilger hier eine reine Männerrunde. Darunter befand sich auch Martin, ein vom Aussehen her „Jesus-ähnlicher" Pilger, der den Camino barfuss absolvierte. Jedenfalls passte er ausgezeichnet in diese Herberge, während ich doch eher ein Fremdkörper darin war, was aber nicht heissen sollte, dass ich nicht religiös war. Ich glaube an eine höhere Macht, weniger aber an die Institution Kirche. Allerdings ist mir auch klar, dass Kirchen vielen Menschen einen Halt geben können und deshalb eine wichtige Aufgabe erfüllen.

Vor dem obligatorischen gemeinsamen Nachtessen wurden Liederhefte verteilt und christliche Lieder gesungen. Auch sonst gab es in der Herberge viele Regeln, wie man sich zu verhalten hatte. Bruno war auch schon den Jakobsweg gegangen. Hier bekam er Hilfe von einer Frau, welche zuständig war für die Küche. Diese meinte bei einem kleinen Gespräch, dass sie, im Gegensatz zu Bruno, noch nicht bereit sei für den Jakobsweg.

Das Nachtessen war fein und es wurde auch auf mich als Vegetarier Rücksicht genommen. Die Bezahlung der Unterkunft beruhte hier auf einer freiwilligen Spende, was ich nicht besonders schätzte. So gab ich auch hier mehr, als man sonst für eine vergleichbare Herberge bezahlen musste, aber ich wollte ja auch nicht kleinlich sein. Wenigstens musste man die Spende dem Herbergsleiter nicht direkt in die Hand drücken. Es stand dafür einfach eine kleine Kasse im Essraum. Leider gab es auch Pilger, welche dies als „Gratiseintritt" ansahen und nichts gaben. Einige Herbergen rückten schon von diesem Prinzip der Freiwilligkeit ab, wie mir eine Herbergsleiterin einmal erzählte. Nur mit den Spenden hätten sie zumachen müssen.

10.08.15
Lectoure - Castelnau sur l'Auvignon
24 km

Vielleicht bestrafte mich in dieser Nacht der liebe Gott für meine etwas kritische Einstellung zu dieser christlichen Gite. Jedenfalls schlief in meinem Zimmer wieder einmal so ein hochbegabter „Ronfleur", der mein Bett fast zum Zittern brachte, obwohl er relativ weit weg von mir übernachtete. Auch mein Bettnachbar wälzte sich die halbe Nacht ergebnislos im Bett herum, um irgendwie Ruhe zu finden. Selbst meine guten Ohrenpfropfen sowie das um den Kopf gewickelte Kopfkissen brachten keine Erleichterung.

Kurz vor dem Abmarsch erhielt ich von Hilde noch eine nicht gerade motivierende SMS, in welchem sie mir mitteilte, dass ihre Blasen hoffnungslos schmerzten und sie aufgeben und nach Hause zurückkehren müsse. Gerade für Hilde, die sehr religiös und voller Begeisterung auf dem Jakobsweg unterwegs war, war das unglaublich traurig. Und sie tat mir sehr, sehr leid, da ich dies gut nachempfinden konnte. Auch ich wäre bei so einem Vorfall kaum ohne Tränen davongekommen. Aber man hatte eben keinen Garantieschein für das Erreichen von Santiago, auch ich nicht.

Jetzt waren nur noch Sebastien, Michel, Miguel und ich unterwegs von jenen, die am 21. Juli in Le Puy gestartet waren. Mit Hilde hatte sich damit auch noch die letzte Frau, die mit uns gestartet war, von uns verabschiedet.

Heute waren die Temperaturen gut zum Wandern. Auch die Landschaft zeigte sich durch den gestrigen Regen wie frisch herausgeputzt. Die braunen Äcker, grünen Gemüsegärten, gelben Sonnenblumenfelder und streifenartig gemähten Wiesen ergaben ein wunderschönes Mosaik. Pfeifend wanderte ich unter einem immer blauer werdenden Himmel dahin, bis auch die letzten Wölklein sich aufgelöst hatten.

Allerdings erlebte ich zum ersten Mal, wie es sich anfühlte, nach einem Regentag zu wandern. Der nasse, lehmige Boden blieb an den Schuhen kleben und die Füsse wurden schwerer und schwerer. Und bei je zwei Schritten vorwärts rutschte ich auch wieder einen Schritt zurück. So war es klar, dass sich mein Tempo verlangsamte. Etwa einen Kilometer vor Castelnau sur l'Auvignon plagte mich starker Durst. So kam es mir gelegen, dass sich nicht weit vom Weg entfernt, mitten im landwirtschaftlichen Gebiet, eine Herberge zeigte. Der Herbergsleiter war ein etwas besonderer Kauz. Er erzählte mir, dass er Schweizer sei, dann aber nach Frankreich übersiedelt sei und diese Herberge aufgemacht hätte. Er fragte mich, ob ich hier übernachten wolle. Da ich schon in einer andern Herberge vorausreserviert hatte, verneinte ich dies. Darauf wollte er wissen, welche es denn sei. Als ich ihm den Namen sagte, wurde sein Kopf rot und röter und er regte sich schrecklich auf. Der Herbergsleiter dieser Gite sei ein Halunke, spinne und sei nicht so richtig im Kopf. Er hätte sich bei ihm beschwert, als er hier auch eine Herberge eröffnet hatte. Er habe geschimpft, dass er ihm damit die bis anhin schon wenigen Kunden wegnehmen würde.

Nun, eigentlich war ich froh, dass ich dort und nicht hier reserviert hatte, denn dieses Lästern musste ich hier auf dem Camino nicht haben. Um meinen Orangensaft doch noch einigermassen geruhsam trinken zu können, lenkte ich das Gespräch in eine andere Richtung. Trotzdem war ich froh, dass ich meinen Weg bald wieder fortsetzen konnte. Nach einer kurzen Steigung erreichte ich Castelnau, das weniger ein Dorf als vielmehr ein grosser Weiler war. Die Herberge war deshalb leicht zu finden. Und ich hatte richtig gewählt. Die Herberge war sauber und nett eingerichtet und wurde sehr familiär geführt. Als ich ankam, war die Herbergsmutter gerade in der Stube am Nähen. Vor dem Haus befand sich ein schöner grosser Garten und es hatte sogar einen Swimmingpool, der genutzt werden konnte, auf den ich aber bei den heute doch eher mässigen Temperaturen wenig Lust verspürte.

In der Gartenlaube genoss ich das offerierte Begrüssungsgetränk. Im Moment waren nebst mir nur noch vier weitere Pilger einquartiert, nämlich ein älteres Ehepaar aus Payerne in der Schweiz, das seit zwei Monaten von zu Hause aus nach Santiago unterwegs war und ein Vater mit seiner etwa 35-jährigen Tochter. Die beiden Letzteren waren nur für eine Woche unterwegs und wollten die Via Podiensis bis St.Jean Pied de Port in kurzen Teiletappen in den kommenden Jahren absolvieren.

Nach einem feinen Nachtessen verbrachte ich den Abend gemeinsam mit der Gastfamilie und meinen Mitpilgern im Herbergsgarten.

11.08.15
Castelnau sur l'Auvignon - Montréal
28 km

Am Morgen war ich schon um halb sieben Uhr auf den Beinen. Ich musste aber noch warten, da hier das Frühstück erst eine Stunde später bereitgestellt wurde. Die Herbergseltern waren anscheinend nicht gerade Frühaufsteher. Für mich als Pilger war dies aber etwas spät. Um diese Zeit war ich sonst meist schon unterwegs. Die Zeit bis zum Frühstück vertrödelte ich ein bisschen mit dem Studieren meines Reiseführers und dem Betrachten meiner bisher gemachten Fotos vom Camino.

Nach dem guten Frühstück schulterte ich um etwa acht Uhr meinen Rucksack, nachdem ich mich von meinen Mitpilgern verabschiedet hatte. Der schöne Wanderweg führte zwischen Sonnenblumenfeldern und Äckern durch. Hie und da gab es auch abgemähte Getreidefelder, aus denen einzelne Sonnenblumen auf sich aufmerksam machten. So etwas war für mich natürlich ein gutes Motiv, das ich mit dem Smartphone festhalten musste.

Da begegnete ich Kate, die ich seit zwei Tagen nicht mehr gesehen hatte. Gemeinsam setzten wir den Weg fort. Durch unsere Unterhaltung abgelenkt verpassten wir, wenigstens für mich ein weiteres Mal, eine Abzweigung, was mit ein bis zwei zusätzlichen Kilometern bestraft wurde. Vier Augen sahen also auch nicht immer mehr als zwei - ganz im Gegenteil. Man verliess sich dann viel mehr auf seinen Partner.

Nun, solche Zusatzschlaufen waren hier nicht so gravierend, da man deswegen ja keinen Termin verpasste. Und dies gefiel mir auf dem Jakobsweg. Ich durfte hier den Augenblick leben ohne Stress und Zeitdruck. Nach etwa elf Kilometern erreichten wir das wunderschöne Städtchen Condom mit einer Kathedrale aus dem 16. Jahrhundert. Natürlich war der Name Condom schon etwas speziell.

In einer kleinen Gartenbeiz stillten wir unseren Durst. Danach wollte ich noch ein längeres Kabel für mein Handy erwerben, dies allerdings ohne Erfolg. In der Apotheke kaufte ich dann noch – nein - kein Condom, sondern einen Gel für meine Oberschenkel.

In der Innenstadt wunderte ich mich über die vielen Leute in den Strassen. Da entdeckte ich die Ursache dieses Aufmarsches. Begleitet von Musikanten mit Geigen, Flöten und vielen andern Instrumenten zog eine grosse Kinderschar, begleitet von Erwachsenen, an mir vorbei. Alle waren festlich herausgeputzt und trugen eine Art Tracht. Dazu zogen sie kleine, mit Blumen geschmückte Wagen. Die ländliche Musik untermalte dieses wirklich prächtige Bild des Umzuges. Ich fühlte mich irgendwie wie in eine Zauber- oder Märchenwelt versetzt. Ich hätte noch lange zuschauen können. Aber ich musste weiter.

Nach dem Besuch des Städtchens war ich wieder alleine unterwegs. Allerdings traf ich schon bald auf Jean und Natalie aus Lyon, die mit mir in der letzten Nacht im gleichen Zimmer Gesellschaft geleistet hatten. Mit ihnen nahm ich das letzte Wegstück nach Montréal (wir sind übrigens immer noch in Frankreich) unter die Füsse. In der Nähe eines Bauernhauses erreichten wir einen Früchtestand. Dies war für mich wirklich ein Geschenk des Himmels. Heute war es recht heiss und mein Wasservorrat war bereits ausgegangen. Auch der Hunger meldete sich, obwohl ich deswegen schon vor ein paar Minuten einige Trauben gestohlen hatte um zu „überleben". In Schachteln verpackt gab es auf einem Tisch Tomaten, Pfirsiche und Pflaumen. Einige saftige Tomaten und ein Pfirsich konnten meine Bedürfnisse zum Glück etwas stillen.

In Montréal fanden wir dann eine gute Herberge. Hier hatten sich auch bereits andere Pilger einquartiert, unter andern Beatrice, eine Schauspielerin aus Österreich und Aine aus Irland

12.08.15
Montréal - Eauze
16 km

Wieder einmal liess der Schlaf in dieser Nacht zu wünschen übrig. Diesmal waren die Schnarcher aber entlastet. Die Ursache dafür war die Hitze im Zimmer. Aber da auf der heutigen Etappe nur etwa 16 Kilometer zu bewältigen waren, war dies eigentlich kein Problem. So liess ich mir auch viel Zeit für das Frühstück.

Schliesslich brach ich als einer der Letzten auf. Nach etwa einer Stunde hatte ich zu Aine aus Irland aufgeschlossen. Mit ihr legte ich den Rest des heutigen Weges zurück. Aine war eine sehr nette junge Frau und wir hatten einen guten Draht zueinander. Sie wanderte im Gegensatz zu mir eher langsam. Doch in der heutigen kurzen Etappe war Geschwindigkeit wirklich kein Thema.

Aine war im Bereich Medizin tätig. Sie hatte in letzter Zeit etwas viel Arbeit gehabt und wollte diesen Druck nun auf dem Camino etwas abbauen und wieder Ruhe und zu sich selber finden. Ihr Ziel war dieses Jahr Pamplona, womit sie ein Teilstück des Jakobsweges gemacht hatte. Da sie pro Tag meist weniger Kilometer als ich zurücklegte, würde ich sie aber wohl bald wieder aus den Augen verlieren.

Die Landschaft zeigte sich ähnlich wie am Vortag und die morgendlichen, noch angenehmen Temperaturen, liessen uns gut wandern. Bereits vor zwölf Uhr, also sehr früh, erreichten wir Eauze.

Auf dem Verkehrsbüro buchten wir eine Herberge für elf Euros. Diese war sehr einfach eingerichtet, schien aber soweit in Ordnung zu sein. Leider war das Frühstück nicht dabei. Nun, irgendwo würde ja morgen schon eine Bar offen haben.

Nach dem Duschen wusch ich meine Kleider und hängte diese gleich mit einer Schnur zwischen zwei Fensterrahmen auf, was echt bunt und lustig aussah.

Danach machte ich einen kleinen Spaziergang ins äusserst gemütliche Städtchen. Auf einem Platz unter schönen Arkaden liessen junge Leute laute Rocknrollmusik laufen und tanzten dazu. Sie machten dies sicher nicht zum ersten Mal und es war eine Augenweide, ihnen zuzuschauen. Ich hätte am liebsten auch mitgetanzt. Allerdings wäre dies wohl für die Zuschauer das Ende dieser tollen ungezwungenen Stimmung gewesen, die sich hier ausbreitete. Die Tänzerinnen und Tänzer hatten Ausdauer und waren auch noch in vollem Einsatz bei meiner Rückkehr von der Stadtbesichtigung.

Auf dem Weg traf ich zu meiner Überraschung noch auf die beiden „Mitschläferinnen" von der Jurte. Wir freuten uns über dieses Wiedersehen und sie luden mich zu einem Orangensaft ein. Dabei erzählten sie ihre Erlebnisse bis hierher und erwähnten, dass man in Nogaro unbedingt reservieren müsse, da dort gerade ein Musikfest stattfände und wohl kaum mehr Schlafplätze zu finden seien. Nach dem Restaurantbesuch mussten wir uns endgültig verabschieden, da sie nun gleich wieder nach Hause reisen mussten, um dort ihre Arbeit wieder aufzunehmen. Nach einer herzlichen Umarmung stiegen sie in ein Taxi und fuhren davon.

Ich selber wollte nun so schnell als möglich eine Herberge in Nogaro reservieren. Deshalb machte ich mich auf den Weg ins Verkehrsbüro, wo man mir sicher weiterhelfen konnte. Und zu meiner Freude suchten sie nicht nur eine Herberge, sondern reservierten gleich noch für mich. Das war wirklich Service pur!

Zurück in der Herberge hatte sich in meinem Zimmer noch eine junge Spanierin eingefunden.

Total aufgewühlt erzählte sie, dass sie in der Herberge in Montréal 16 Bettwanzen aufgelesen habe. Wie sie diese gezählt hatte, blieb mir ein Rätsel.

Nun war sie dabei, all ihre Sachen zu desinfizieren. Sie wurde dabei mehr und mehr so richtig hysterisch. Aber dies nützte ja nichts, mehr als das, was sie machte, konnte man ja nicht machen. Aine war sehr geduldig und versuchte sie etwas zu beruhigen. Aber Beatrice, die sich auch in unserem Zimmer eingerichtet hatte, packte ihre Sachen zusammen und floh in den oberen Stock und suchte sich dort ein Bett für die Nacht.

Irgendwie war es mir auch nicht mehr ganz wohl in meiner Haut und ich war auch kurz davor, mich vor diesen Wanzen ebenfalls in Sicherheit zu bringen. Aber ich beschloss doch zu bleiben. Erstens war eine kleine Holzwand zwischen ihr und meinem Bett und zweitens würde ich ja nicht sterben, sollten doch ein paar solche Viecher die Giftbehandlung überleben und eine Attacke auf mich wagen. Und „last but not least" war es auch nicht gerade fair, die Spanierin einfach alleine in einem Zimmer ihrem Schicksal zu überlassen.

Um 19 Uhr hatte ich mit Beatrice und Aine abgemacht zum Nachtessen. Kaum hatten wir im Restaurant einen Platz gefunden, kamen auch schon Kate und die beiden Michels. Wir schoben zwei Tische zusammen, damit sie sich auch zu uns setzen konnten. Es gab beim Essen natürlich wieder viel zu erzählen. Unter anderem kamen wir auch auf Hilde zu sprechen, die ja unterdessen wieder zu Hause war.

Wir, das hiess Kate, die Michels und ich wollten Hilde nun noch eine kleine Freude machen. Wir liessen uns fotografieren und schickten ihr diese Foto mit lieben Grüssen via E-Mail zu.

Zurück in meiner Herberge, galt meine Aufmerksamkeit vor dem Schlafen natürlich meinem Bett, ob sich da schon so kleine „Sechsbeiner" versteckt hatten. Aber es schien alles bestens zu sein.

13.08.15
Eauze - Nogaro
20 km

Die Nacht verlief ohne Zwischenfälle. Allerdings schaltete ich doch mehrere Male meine Taschenlampe ein, weil es mich gejuckt und ich einen Wanzenangriff befürchtet hatte. Doch jedes Mal war es zum Glück ein Fehlalarm.

Am Morgen hatte ich es nicht eilig weiterzukommen, war doch zuerst einmal Regen angesagt. So genoss ich das feine Frühstück in einer nahen Bar, um erst etwa halb acht Uhr aufzubrechen.

Der Weg schlängelte sich durch hügelige Landschaften. Maisfelder, Sonnenblumenfelder und Wiesen wechselten sich ab. Hie und da durchquerte ich auch kleine Wäldchen. Eigentlich kam ich mir vor wie im Schweizer Mittelland, also wie zu Hause.

Wie ich erfreut feststellen konnte waren meine Füsse und Beine beinahe frei von Schmerzen. So wanderte ich wieder einmal in eher hohem Tempo, was mir gefiel. Ausserdem war es hier sehr ruhig und von Pilgern war heute weit und breit nichts zu sehen und im Gegensatz zu einigen andern Pilgern war ich gerne alleine unterwegs. Den Weg säumten immer wieder viele Brombeersträucher, die mit nun reifen, sehr süssen Beeren behangen waren. Entlang eines Wäldchens etwa zwei Kilometer vor Nogaro waren diese sogar so zahlreich, dass ich innert kürzester Zeit mein Lebendgewicht um gut ein halbes Kilo erhöht hatte.

Trotz zweimaligem Verlaufen erreichte ich mein Ziel, das Städtchen Nogaro, bereits um etwa 13 Uhr. Nun galt es, meine reservierte Herberge zu finden. Da die meisten Herbergen jeweils in der Altstadt in der Nähe der Kirche zu finden waren, war dies auch heute mein Zielbereich. Doch diesmal lag ich falsch. Hier war weit und breit keine Herberge mit dem gesuchten Namen und ich hatte keine Wegbeschreibung. Also waren wieder einmal meine mässigen

Französischkenntnisse gefragt. Dank der Hilfe einiger Passanten und nach längerem Suchen fand ich die Unterkunft ausserhalb von Nogaro in der Nähe einer Autobahn, einem Ort, der nicht unbedingt meinen Wunschvorstellungen entsprach. Auch war die Herberge gut 15 Minuten von der Altstadt entfernt und es waren dorthin einige Höhenmeter zu bewältigen.

Die Herberge sah von aussen gut und sauber aus. Bis die Herberge aber um 15 Uhr öffnete, musste ich eineinhalb Stunden warten. Erst legte ich mich im Herbergsgarten unter eine Birke und döste ein bisschen vor mich hin.

Schon bald kam Beatrice vorbei, die eigentlich auch hier schlafen wollte. Doch die Herberge passte ihr nicht und sie beschloss, noch vier Kilometer bis zur nächsten Herberge weiterzuwandern. Ich hätte mich ihr wahrscheinlich angeschlossen, wenn ich nicht schon hier reserviert gehabt hätte.

Mit der Zeit wurde mir das Warten zu lang und ich machte mich auf den Weg zurück in die Stadt. Hier fand ich nach längerer Suche endlich in einer Apotheke eine kleine Zahnpaste, die nicht gross und schwer war. Es war zwar eine Spezialcreme bei Zahnfleischproblemen, die aber auch für normal Sterbliche durchaus geeignet sei. wie mir die Verkäuferin versicherte.

Inzwischen war die Herberge offen und es waren auch noch andere Pilger eingetroffen. Unter andern übernachteten hier Aine, eine Familie aus Paris, ein älteres Ehepaar und zwei junge deutsche Frauen. Die Letzteren hatten ein für sie grosses Problem. Ihr Smartphone war entladen und ihr Ladekabel steckte noch in der Steckdose ihrer letzten Herberge. Da sie wie ich ein Samsunggerät besassen, bot ich ihnen selbstverständlich mein Ladegerät an, was sie mit heller Begeisterung annahmen. Am nächsten Morgen wollten sie es mir dann auf dem Eingangstisch deponieren. So leicht war es, jemandem eine Freude zu bereiten!

Gegen 19 Uhr besuchte ich mit Aine eine Pizzeria. Da Pizzas eine meiner Leibspeisen waren, genoss ich diese und vergass dabei die nicht gerade erstklassige Unterkunft.

Nach dem Essen und einem letzten Stadtrundgang zum Musikfest ging es zurück zur Herberge. Der Schlafsaal war hier etwas speziell, nämlich rund. Im Raum befanden sich etwa zwanzig Betten, die alle kreisförmig den Wänden entlang angeordnet waren. Da nur wenige Pilger einquartiert waren, hatte jeder zwei Betten für sich, ein Bett zum Schlafen und eines diente als Materialdepot.

Um 22 Uhr war es schon dunkel im Zimmer und einer guten Nacht stand eigentlich nichts im Wege.

14.08.15
Nogaro - Aire sur l'Adour
26 km

Etwa um zwei Uhr in der Nacht wurde es laut. Zwei Männer versuchten, in die Herberge hineinzugelangen. Dabei zerrten sie an Türen und Fenstern herum. Unter anderem sagten sie, dem Wortlaut nach, hier drin hat es sicher für jeden von uns eine Frau.

An Schlaf war deshalb nicht zu denken. Auch der andere Mann vis-a-vis von mir hatte sich im Bett aufgerichtet und verfolgte diese Entwicklung. Mein Hirn lief auf Hochtouren.

Was machen, wenn sie es schaffen sollten, in die Herberge einzudringen. Es war mir nicht mehr wohl und mein Natel war griffbereit, um die Polizeinummer anzuwählen, welche ich mir im Internet bereits herausgesucht hatte.

Nach einer sehr langen Stunde wurde es aber wieder ruhig und die beiden Männer zogen sich zurück. Unterdessen vermutete ich, dass diese Männer vorher wohl beim Musikfest gewesen waren und dort zu viel getrunken hatten.

Als ich Aine am Morgen auf diesen Zwischenfall ansprach, war sie sehr überrascht. Sie hatte tief geschlafen und vom Ganzen nichts mitbekommen. So einen Schlaf hätte ich auch gerne gehabt!

Zum Frühstück musste ich dann zum ersten Mal eine Kaffeemaschine bedienen, die einen Filter hatte. Als blutiger Anfänger schüttete ich das Kaffeepulver zuerst einfach in die vorhandene Öffnung, bis ich merkte, dass dies nicht richtig sein konnte, da das Pulver gleich ins Wasser gelangte. Erst jetzt entdeckte ich neben der Maschine die Schachtel mit den Filtern. Nun hiess es einfach nochmals zu beginnen und den hineingeschütteten Kaffee zu entfernen. So lernt man eben nie aus. Am Schluss war ich sogar etwas stolz, meinen eigenen Kaffee gebraut zu haben.

Beim Morgenessen traf ich die beiden Kölnerinnen wieder. Sie bedankten sich nochmals und gaben mir das ausgeliehene Ladegerät zurück. Sie wollten heute einen Teil der Etappe mit den öffentlichen Verkehrsmitteln zurücklegen. Nach der Verabschiedung der beiden Damen war es Zeit zu starten, denn es standen 26 Kilometer auf dem Programm. Da heute Regen angesagt war, zog ich zum ersten Mal meine Stulpen an, um das Eindringen des Wassers in die Schuhe etwas zu erschweren.

Der erste Teil der Etappe musste auf Asphaltstrassen bewältigt werden. Danach führt der gewundene Weg durch grosse Maisfelder und Wiesen. Da es regnete, wurden die lehmigen Wege immer rutschiger und die Füsse immer schwerer.

Nach einiger Zeit schloss ich zur Familie auf, die in der gleichen Herberge wie ich geschlafen hatte. Sie machten gerade eine Verschnaufpause. Nach einem kurzen Gespräch mit ihnen setzte ich meinen Weg wieder fort. Allmählich hörte der Regen auf, sodass ich meinen Regenschutz versorgen konnte.

Einige Kilometer vor Aire sur l'Adour traf ich auf Aine, welche es sich gerade auf einer Bank neben dem Weg gemütlich gemacht hatte und sich mit einem Apfel stärkte. Sie beklagte Fussschmerzen und an ihren Fersen hatte sich auch noch eine neue Blase gebildet.

Die letzten Kilometer absolvierten wir nun zusammen. Dabei sahen wir eine Vorsichtstafel mit einer Dampflokomotive darauf, die vor einem Bahnübergang warnte. Ein Pilger hatte folgenden Vermerk auf die Tafel geschrieben: „No good for Santiago!" Nun, wir mussten darüber schmunzeln und Aine machte sofort eine Foto davon. Doch etwas müde erreichten wir Aire sur l'Adour, wo wir unter andern auch wieder die Michels und Kate trafen.

Nachdem ich mich in der Herberge eingerichtet hatte, traf auch jene Familie hier ein, die ich unterwegs getroffen hatte. Wir fanden sofort einen guten Draht zueinander. Die Mutter war Lehrerin der Grundschule, wodurch wir schnell ein Gesprächsthema fanden. Ihre Tochter Lise studierte Economie und würde bald, innerhalb ihres Studiums, eine

Reise nach Brasilien machen, um die Armut dort hautnah kennenzulernen. Lise war eine hübsche, sehr nette junge Frau mit einer guten Einstellung zum Leben. Ihr Ziel war es, das Ungleichgewicht des Wohlstandes auf der Welt zu untersuchen und Lösungsmöglichkeiten zu finden, um dies zu verbessern. Nebst diesen eher ernsten Sachthemen diskutierten wir aber auch über Musik, wo wir uns auch auf einer ähnlichen Meinungsebene befanden. So gefiel uns unter anderem die Musik der ehemaligen Popgruppe Queen sehr gut.

Die Zeit war unterdessen schon fortgeschritten und ich wollte ja meine Wanderstöcke und meine Regenjacke wieder nach Hause in die Schweiz schicken, da ich diese bis anhin nie gebraucht hatte und deshalb wohl auch weiterhin nicht brauchen würde. Als die Herbergsleiterin mir sagte, dass die Post aber um 17 Uhr schliessen würde, musste ich mich sputen, denn es fehlte dazu nur noch eine Viertelstunde und die Post war auch nicht gerade vor der Haustüre.

Als ich die Post betrat, blieben nur noch fünf Minuten. Da es in der Herberge keine Schachtel gegeben hatte, um die Dinge einzupacken, wollte ich hier eine kaufen. Es war nicht einfach, etwas Passendes zu finden. Dabei stand mir die hilfsbereite Postangestellte aber mit Rat und Tat zur Seite. Die eine

Schachtel war zu kurz, die zweite zu schmal und wieder eine andere viel zu klein oder zu gross. Und es grenzte fast an ein Wunder, dass wir schliesslich eine einigermassen passende Box finden konnten. Nach langem Drücken, Zerren und Würgen war es dann vollbracht. Doch nun musste auch noch ein ellenlanges Formular ausgefüllt werden, in welchem vermerkt werden musste, was in der Schachtel drin war und welchen Wert es hatte und so weiter.

Als ich schliesslich das Postgebäude verliess, zeigte meine Uhr mehr als zehn nach fünf. Wegen mir musste die gute Frau also noch Überstunden machen und dies geschah ihrerseits ohne Murren und sie blieb dabei immer freundlich…lobenswert!

Am Abend ging ich mit Aine in ein sehr gutes Restaurant essen. Für zehn Euros gab es hier ein sehr feines Pilgermenü. Es war doch erstaunlich, dass auch in einem so noblen Restaurant an die Pilger gedacht wurde und man erst noch freundlich bedient wurde.

Nach der Rückkehr ging es schon bald ans schlafen. Ich freute mich, morgen einen etwas leichteren Rucksack und etwas mehr freien Platz darin zu haben.

15.08.15
Aire sur l'Adour - Pimbo
27 km

Heute war wiederum Regen angesagt, weshalb es mich nicht drängte, ins Freie zu kommen. Als ich den Aufenthaltsraum betrat, sass Aine schon beim Frühstück. Wie sie mir berichtete, wollte sie einen Tag hier in Aire sur l'Adour bleiben, um ihre Füsse pflegen zu können und diesen etwas Ruhe zu gönnen.

Nach dem Frühstück mussten wir uns deshalb leider voneinander verabschieden und wir tauschten noch unsere E-Mailadressen aus, da wir uns wohl kaum wiedersehen würden. Danach schulterte ich meinen Rucksack und ich verliess die Herberge.

In einem kleinen Laden kaufte ich mir noch ein Brötchen und zwei Bananen für unterwegs.

Auf der recht langen Wanderung war ich heute durchwegs alleine unterwegs. Weit und breit war kein Pilger in Sichtweite. Ich hatte viel Zeit zum Nachdenken. Dabei kam mir auch wieder das gestrige Gespräch mit Lise in den Sinn. Selbst in der reichen Schweiz besassen etwa fünf Prozent der Bevölkerung etwa neunzig Prozent des Vermögens. Und dies war wirklich kein guter Zustand. Wie ich hier auf dem Jakobsweg gelernt hatte, war es nicht wichtig, viel zu besitzen, um zufrieden zu sein. Aber trotzdem konnte ich dieses Ungleichgewicht nicht einfach übergehen. Auch gab es viele Familien, die am Existenzminimum leben mussten und die Reichen vom vielen Geld ohnehin nicht alles ausgeben konnten. So stellte ich mir vor, dass man erstens den Mindestlohn etwas anheben sollte, dazu vielleicht eine Zusatzsteuer für gut Verdienende erheben müsste und man damit Firmen, denen es nachweislich nicht möglich war, diese Mindestlöhne zu bezahlen, mit den Zusatzsteuern unter die Arme greifen könnte. Natürlich war dies alles nicht so einfach zu realisieren und müsste gut durchdacht werden.

Aber dauerhafte Änderungen waren sowieso nicht durch Gesetze zu erreichen, als vielmehr mit einem freiwilligen Umdenken. Oder vielleicht würde es ja auch schon helfen, wenn alle Gutverdienenden einmal als echte Pilger den Camino absolvieren müssten. Nun, das Letztere ist natürlich nicht ganz ernst gemeint, aber ich denke, vielen ginge dabei doch ein wenig ein Licht auf.

Die Wanderung führte auch heute wieder durch grüne Landschaften, ähnlich denen bei uns in der Schweiz. Allerdings waren die Maisfelder, Gemüsegärten und Wiesen hier viel grösser. Das Wetter war deutlich besser als angekündigt und der Himmel nur leicht bewölkt. Hie und da blinzelte sogar die Sonne durch eine Wolkenlücke. Die Temperaturen um die 25 Grad waren geradezu ideal. Im kleinen Dörfchen Pimbo, in einem Gebäude neben der Kirche, konnte man sich für eine Herberge anmelden. Dieses Haus war so etwas wie ein Verkehrsbüro und gleichzeitig auch ein Museum und Restaurant.

Vorerst setzte ich mich draussen an einen Gartentisch und stillte meinen Durst. Unterdessen trafen auch Kate, Michel und Miguel ein. Gemeinsam reservierten wir in der Herberge, die eine Küche besass, man aber selber kochen musste. Das zu kochende Material sowie das einfache Frühstück waren im Preis von siebzehn Euros inbegriffen. Zum Nachtessen gab es Spiralnudeln, für die Michels mit Bolognesesauce und für mich als Vegetarier eben mit Napolisauce. Auf dem Tisch hatte Michel noch eigenen Käse bereitgelegt. Als ich diesen so gierig anstarrte, musste das Michel wohl mitbekommen haben, denn er bot ihn mir an. Er würde ihn eigentlich nicht benötigen. Natürlich nahm ich das Angebot dankend an und kaum je hatte mir ein Käse besser geschmeckt als dieser.

Die Herberge war klein, sauber und freundlich eingerichtet. Hier liess es sich sehr gut leben. Das ganze Haus stand uns zur Verfügung, da sich keine weiteren Pilger mehr einfanden. Kate hatte hier ausnahmsweise sogar ein eigenes Frauenzimmer.

16.08.15
Pimbo - Arthez de Béarn
33 km

Am Morgen erwachte ich erst um halb acht, frisch und ausgeruht. Ich hatte so gut geschlafen, dass ich nicht einmal bemerkt hatte, dass die Michels das Zimmer schon verlassen hatten. Meine lieben Mitpilger sassen schon am Frühstückstisch. Das Frühstück selber war nicht gerade das „Gelbe vom Ei", da es nur Zwieback statt Brot gab. Trotzdem war die Herberge im Ganzen betrachtet ein Glücksgriff gewesen.

Heute erwartete mich eine sehr lange Etappe mit 33 Kilometern. Gemeinsam verliessen wir vier die Herberge und machten uns auf den Weg. Nach etwa einem Kilometer sah man zum ersten Mal von weitem die Pyrenäen. Noch schienen diese klein und niedlich zu sein. Trotzdem war es schon ein besonderer Moment für mich und ich wurde ganz andächtig, denn dort vor diesen Bergen befand sich also mein erstes grosses Ziel: Saint Jean Pied de Port. Danach erwartete mich dann Spanien. Auch die Michels und Kate konnten ihre Rührung nicht ganz verbergen.

Nun erhöhte ich meine Geschwindigkeit, ohne die andern aber richtig distanzieren zu können, was aber auch nicht meine Absicht war. Plötzlich hörte ich hinter mir rufen: Jürg, du bist falsch! Hier ist der Weg. Es war Miguel, der hinter mir war und mich so vor einem längeren Umweg bewahrt hatte.

Das Wetter war sehr schön und liess eine gute Aussicht zu auf die nahen Hügel und die weit entfernten Berge. Hier begann die alte Provinz Béarn, verbunden mit dem französischen Teil des Baskenlandes.

Am Rande eines Weges nicht weit entfernt von einem Bauernhaus, stand ein Korb am Wegrand, gefüllt mit feinen Pflaumen. Hinten dran auf einer Tafel war zu lesen: Pour les Pelegrins! Welch nette Geste! Natürlich musste ich auch einige kosten, obwohl ein paar Wespen mir diese strittig machen wollten.

Als ich dann wieder gedankenversunken am Wandern war, fiel ich plötzlich fast über einen ziemlich grossen Hund, welcher gleich vor mir den Weg kreuzte. Sein Fell war weiss und zottig. Er machte einen liebenswerten Eindruck und ich konnte ihn problemlos streicheln. Nun, dies hätte ich wahrscheinlich nicht tun sollen. Denn nun hatte ich einen treuen Begleiter, den ich nicht mehr abschütteln konnte. Er folgte mir mehrere Kilometer. Schliesslich kamen wir zu einem Weiler. Hier lag ein anderer Hund auf der Strasse. Es gab ein Riesengebell und beide gingen aufeinander los. Dazu kam eine schreiende Frau aus dem Haus gerannt und versuchte einzugreifen. Sie wollte wohl ihren Hund beschützen.

Ich wartete nicht und setzte meinen Weg fort. Damit war mein Problem gelöst und ich war wieder alleine unterwegs. Wie mir später andere Pilger erzählten, sei dieser weisse Hund auch mit ihnen mitgelaufen.

Wie fast jeden Tag waren neben Feldwegen auch Asphaltstrassen zu bewältigen. Auf so einer war ich gerade unterwegs mit schöner Musik in meinen Ohren. Plötzlich aber erhöhte sich schlagartig mein Adrenalinspiegel. Am linken Strassenrand lag doch tatsächlich eine etwa 1,5 Meter lange, gelb-grünschwarz gemusterte Schlange. Ihr Körper hatte dabei etwa die Dicke eines Armes. Ich erschrak und machte einen riesigen Umweg um sie herum. Von weitem schoss ich noch ein Foto. Das musste „trotz Lebensgefahr" einfach sein. Zu meinem Entsetzen stellte ich später fest, dass ich die Schlange nur noch ein wenig am oberen Rand des Bildes eingefangen hatte. Dies war allerdings nicht verwunderlich, denn ich hatte natürlich möglichst schnell flüchten wollen vor diesem Untier.

Andere Pilger hatten die Schlange auch gesehen. Sie vermuteten allerdings, dass sie tot gewesen sei. Nun, mir waren tote Schlangen sowieso lieber als lebendige, wenigstens in freier Natur.

Etwas später traf ich auf zwei Girls, die gerade eine Pause einlegten. Zuerst wollte ich vorbeigehen, doch als sie mir freundlich zuwinkten, blieb ich stehen. Es waren die beiden Schwestern Britta und Annika aus Deutschland, welche mein Ladegerät für das Smartphone ausgeliehen hatten. Sie machten aber wegen Knieproblemen, die sie schon zu Hause hatten, nur kurze Etappen. Hie und da benützten sie deshalb auch Busse. In ihrem Fall war dies eine gute und legitime Lösung. Ich hatte mehr Probleme mit Pilgern, welche keine speziellen Beschwerden hatten und einfach aus Bequemlichkeit einen Bus nahmen. Aber eigentlich war auch das nicht meine Angelegenheit. Britta erzählte noch, dass sie fast erwartet hätte, dass ich sie trotz Busbenützung wieder einholen würde. Ich sei ja so schnell unterwegs.

Nun legte ich eine kleine Pause ein. Britta und Annika, wie übrigens auch Kate und die Michels, wollten in Pombe übernachten. Ich aber hatte mich dazu entschlossen, noch etwa zwei Stunden weiter zu gehen, um die Etappenlängen bis Saint Jean Pied de Port etwas ausgeglichener zu gestalten.

So verabschiedete ich mich von den beiden „Mädchen", um mein Tempo zu gehen, da ich noch eine weite Wegstrecke zu bewältigen hatte. Mit der Zeit war mein Tank aber langsam leer und ich hoffte, mein Ziel in Arthez de Béarn bald zu erreichen.

Endlich sah ich die erhoffte Ortstafel. Das Dorf war aber so langgezogen, dass ich glaubte, es würde nie enden.

Im Zentrum, wenn man dem überhaupt so sagen konnte, fand ich eine Herberge. Hier logierten wir nur zu dritt. Neben mir waren nur noch Chantal und Igor, zwei andere Pilger, einquartiert.

Wir beschlossen, das Nachtessen gemeinsam zuzubereiten. Allerdings fehlte ein Getränk. So wollte ich im Dorf eine Flasche Wein kaufen gehen. Aber da kam mir in den Sinn, dass es Sonntag war und alle Läden geschlossen waren. Bei einem Altersheim oder etwas ähnlichem sah ich ein paar Leute draussen sitzen. Aber einen Wein konnte ich auch hier nicht kaufen.

Ich wollte schon aufgeben, da hörte ich in einem Haus einen laufenden Fernseher, da die Verandatüre halb offen stand. Ich klopfte an der Türe. Ein freundlicher Mann fragte, was ich möchte. Ich sagte ihm, dass ich einen Wein kaufen wollte und dass leider alle Läden geschlossen seien. Ob ich ihm wohl einen abkaufen könnte? Der Mann hiess mich kurz warten. Bald kam er mit einer Flasche Wein zurück. Er überreichte sie mir. Auf meine Frage des Preises gab er zur Antwort, dass er mir diesen Wein schenke. Ich solle dann aber in Santiago an ihn denken, was ich gerne versprach. So gab es doch noch ein rundum gutes Nachtessen mit Kartoffeln, Nudeln,

Sardinen und Linsen ... und natürlich dem feinen Wein!

17.08.15
Arthez de Béarn - Navarrenx
29 km

Heute fiel das Frühstück eher karg aus. Wir mussten einfach noch teilen, was es hatte. Da gab es noch ein Stück Brot und ein paar Früchte. Dazu liess ich aus dem Automaten einen Kaffee heraus.

So verliess ich die Herberge mit halbleerem Magen. Mir wurde bewusst, wie viel wert ein feines Frühstück doch gewesen wäre.

Die Landschaft präsentierte sich mehr und mehr hügelig. Grüne Wiesen wechselten sich mit Sonnenblumenfeldern ab. Hie und da musste man einen Bach oder einen kleinen Fluss überqueren. Mein Hunger wuchs von Minute zu Minute.

Nach zwei Stunden fand ich endlich eine Bar. Ich gönnte mir ein Croissant und einen Milchkaffee. Dazu bestellte ich noch zwei Käsesandwiches für das Mittagessen. Eines davon wechselte aber schon nach wenigen Metern seinen Platz vom Rucksack in meinen Magen.

Auf einem Weg zwischen Maisfeldern traf ich auf Luis. Er war Mexikaner, wohnte und arbeitete aber in Paris als eine Art Schulleiter. Sein Handy hatte Hochbetrieb. Einmal war er im Gespräch mit seiner Arbeitsstelle und dann wieder mit seinem Sohn. Deshalb nahm ich den Weg wieder alleine auf.

Etwas später sah ich auf einem kleinen Platz wieder einmal ein Denkmal für verstorbene Kinder, Frauen und Männer, die im Kampf für das Vaterland im Krieg gefallen waren. Mich berührten solche Denkmäler, die recht zahlreich waren in dieser Gegend und ich studierte jeweils die Namen der Toten. Manchmal waren da ganze Familien aufgeführt. Mir wurde dabei wieder einmal die Sinnlosigkeit von Kriegen in Erinnerung gerufen. Vielleicht konnte ja der Jakobsweg einen Beitrag für Frieden leisten, indem man Menschen aus vielen Ländern begegnete und dabei erkannte, dass auch sie nette und liebenswerte Menschen waren.

Irgendwie kam ich mir heute etwas einsam vor. Ich musste in letzter Zeit viele liebgewordene Pilger verabschieden und im Moment sah ich kaum mehr bekannte Gesichter. Es wurde mir klar, wie sehr doch Menschen die Gefühle auch auf dem Jakobsweg beeinflussen konnten.

Kurz vor Navarrenx lernte ich noch Luise und und Zoe ein bisschen kennen. Gemeinsam wanderten wir ins Städtchen. Sie hatten reserviert und empfahlen mir ihre Herberge mit dem Namen Alchimiste. Nun, der Name klang für mich so nach Mystik und Zauberei. Die Herberge war eher klein, aber mit vielen Details wie Blumen, Bildern und künstlerischen Werken ausgestattet. Es hatte recht viele Pilger hier. Am Schluss war die Herberge sogar ausgebucht und einer musste sogar noch auf einer Matratze im Gang schlafen.

Ich selber erhielt ein Bett im Estrich unter dem Dach. Mein Raum hatte keine Fenster und war mit verschiedenen Tüchern verhängt. Es sah wirklich etwas gespenstisch aus, umso mehr, als überall von Künstlern geschaffene Salzkristalllampen mit Holzschnitzereien herumstanden und ein mystisches Licht verbreiteten. Vielen Pilgern gefiel dieses Ambiente. Ich selber schätzte einfache, übersichtliche und helle Räume aber bedeutend mehr. Sollten sich hier einmal Bettwanzen einnisten, waren diese wohl kaum mehr zu bekämpfen.

Die Herbergsleitung war sehr freundlich und hilfsbereit. So durften wir unsere Kleider für wenig Geld zum Waschen geben und nach einiger Zeit erhielten wir diese gewaschen, getrocknet und zusammengelegt zurück. So etwas hatte ich bisher noch nie erlebt.

Nach dem Begrüssungsgetränk machte ich im Städtchen einen Rundgang. Als ich die Kirche besuchte, sah ich hier einige junge Leute. Diese spielten klassische Musik. Wahrscheinlich nützten sie die

Kirche als Übungslokal. Ich setzte mich in eine Bank und erfreute mich an der wirklich schönen Darbietung.

Am späteren Nachmittag besuchte ich in einem Haus neben der Kirche eine Einladung für Pilger. Eine Frau informierte die etwa fünfzehn Zuhörer über das Städtchen und die Entwicklung der Kirche. Ich selber verstand leider nicht gerade viel davon. Am Schluss gab es noch ein Glas Weisswein aus der Region und etwas Gebäck.

Nach diesem Besuch war es langsam Zeit für das Nachtessen und ich ging zurück zur Herberge. Im wunderschönen Naturgarten der Herberge hatte es einen riesigen Holztisch. Das Essen stand schon in grossen Schüsseln bereit. Alles war mit viel Liebe zubereitet. Es gab viele verschiedene Salate, verziert oben drauf mit dem Jakobswegzeichen und vielem mehr. An diesem Buffet konnte sich dann jeder bedienen. Daneben gab es auch noch Reis, Fleisch und natürlich wie immer auch „Vino tinto".

Nach dem Essen, von dem es viel zu viel gab, räumten wir den Tisch ab. Danach spielte Igor, ein Musiker, auf einer Geige. Dabei begleitet wurde er von einem anderen Pilger, welcher Gitarre spielte. So sass man noch recht lange friedlich im Garten beisammen und als wir unsere Betten aufsuchten, war es schon stockfinstere Nacht.

18.08.15
Navarrenx - Aroue
18,5 km

Trotz des warmen Raumes gerade unter dem Dach schlief ich ziemlich gut. Einmal musste ich auf die Toilette in den unteren Stock. Dies war ein kleines Spiessrutenlaufen für sich, denn gerade neben der Holztreppe schlief ja ein Pilger auf einer Matratze und ich musste beinahe über ihn steigen, um an ihm vorbeizukommen. Darüber hinaus knarrte es beim Betreten jeder Treppenstufe ganz bedenklich und ich wollte den schlafenden Pilger ja nicht aufwecken. So war ich heilfroh, als ich wieder im Bett lag.

Heute waren nur 18 Kilometer zu absolvieren, also quasi ein Sonntagmorgenspaziergang. Deshalb hatte ich es nicht eilig beim Frühstück und verliess die Herberge erst etwa um Viertel nach acht. Zuerst kaufte ich in einem Lebensmittelladen noch ein Stück Käse und wieder einmal zwei Orangen für unterwegs.

Nun ging es aber doch zügig los. Ich wollte möglichst schnell an meinem Etappenziel ankommen, damit die Füsse danach genügend Zeit hatten, sich wieder einmal richtig erholen zu können.

Das Landschaftsbild der letzten Tage setzte sich weiter fort. Besonders angetan hatten es mir die verschiedenen Bäche, die sich zwischen saftig grünen

Wiesen ihren Weg suchten. Das schöne und angenehme Sommerwetter trug ebenfalls viel zu diesem prächtigen Wandertag bei.

Heute waren recht viele Pilger unterwegs, und ich fragte mich ernsthaft, wo die alle hergekommen waren. Allerdings befanden sich unter ihnen keine bekannten Gesichter. Mit zwei Deutschen kam ich in ein Gespräch und es machte Spass, wieder einmal alles zu verstehen.

Bereits um 14 Uhr erreichte ich Aroue. Mein Ziel war die Gite Comunal, welche in meinem Wanderführer als einzige Herberge in Aroue aufgeführt war. Diese befand sich beim Dorfeingang. Als ich dort ankam, war ich zuerst alleine. Die Haustüre war nicht abgeschlossen und ich schaute mir die Herberge etwas an. Allerdings öffnete sie erst um 15 Uhr. Ich musste mich also noch eine ganze Stunde gedulden.

Doch da kamen gerade zwei Frauen, ebenfalls Pilger. Sie fragten mich, ob ich angemeldet sei. Da ich dies verneinte, meinten sie, dass die Herberge bereits ausgebucht sei. Für mich stellte sich nun die Frage, was machen.

In einem Haus in der Nähe fragte ich nach einer anderen Übernachtungsmöglichkeit. Sie empfahlen mir eine neue Herberge etwa zwei Kilometer entfernt von hier, allerdings auf meiner „Ankommensroute". Das hiess, dass ich den Weg wieder zurückgehen musste, womit ich schliesslich vier Kilometer vergeblich gemacht hatte. Unterdessen kam mir in den Sinn, dass ich diese Herberge mit Sonnenkollektoren von weitem gesehen hatte, ich aber lieber eine Herberge im Dorf haben wollte.

Kaum angekommen bei der privaten Gite Simone et Manu, war ich sehr dankbar dafür, dass meine erstgewählte Herberge ausgebucht gewesen war, denn die neue Herberge war wirklich ein Hit. Eine Bauernfamilie mit zwei netten kleinen Kindern hatte sie vor einem Jahr neu bauen lassen und liess das Herz jedes Pilgers höher schlagen. Bereits bei meiner Ankunft lagen schon einige Pilger in Liegestühlen vor dem Haus und liessen es sich wohl ergehen. Die Herbergsmutter begrüsste mich freundlich und offerierte mir ein Gratisgetränk.

Bald genoss ich ebenfalls den Aufenthalt im Hausgarten. Dabei machte es mir Spass, mich ein bisschen mit den Kindern zu unterhalten und mit ihnen zu spielen.

Danach legte ich mich auch in einen Liegestuhl, als plötzlich die Michels und Kate vor mir standen. Es gab ein frohes Wiedersehen. Die drei hatten heute, im Gegensatz zu mir, eine weite Strecke mit über dreissig Kilometern zurückgelegt und damit wieder zu mir aufgeschlossen. Wir tranken etwas zusammen und es gab viel zu erzählen. Danach zeigte ich ihnen die Herberge.

Das gemeinsame Nachtessen war Spitze, allerdings gab es wieder mehr als genug. So ging erneut ein schöner Tag zu Ende in einer Unterkunft, die sicher besser als manch ein Hotel war.

Übrigens gab es neben meinem Bett ein Nachttischchen mit einem rot bemalten Holzaufbau. Darauf stand mit weissen Lettern geschrieben: „Santiago 834 km". Mit diesem meinem Ziel vor Augen schlief ich dann zufrieden ein.

19.08.15
Aroue - Ostabat
23 km

Heute war die zweitletzte Etappe vor dem wichtigen Teilziel Saint Jean Pied de Port angesagt und meine Spannung wuchs zusehends. Trotzdem genoss ich seelenruhig das feine Frühstück, bevor ich mich als einer der Letzten bei der Herbergsleitung verabschiedete und mich für die nette Betreuung bedankte. Diese Herberge sei übrigens an dieser Stelle allen kommenden Pilgern aufs Wärmste empfohlen.

Der Weg führte durch grüne Wiesen mit vielen weidenden Kühen und schattigen Wäldchen. Eigentlich könnte man gut sagen, ich wanderte durch die französische Schweiz. Die Pyrenäen zeigten nun auch schon eine stattliche Grösse.

Hie und da passierte ich ein Bauernhaus. Und in einem von diesen wohnte auch ein den Pilgern schlecht gesinnter Hofhund. Jedenfalls kam er mit lautem Gekläff auf mich zu, sah mich böse an und fletschte dabei seine Zähne. Da ich seine Beisserchen nicht unbedingt in meinen Waden spüren wollte, hielt ich den Rucksack als Schutzschild vor mich hin. So, im Rückwärtsgang mich bewegend, setzte ich den Weg langsam fort. Schliesslich war es dem Köter aber verleidet und er zog sich wieder zurück, begleitet noch von meinen Schimpftiraden, welche ich an dieser Stelle nicht näher ausführen möchte.

Wie mir Miguel später erzählte, hatte er das Gleiche auch erlebt. Allerdings vertrieb er ihn im Gegensatz zu mir mit seinem Stock. Aber als Hundefreund und Hundehalter ärgerte er sich weniger über den Hund, als vielmehr über seine Besitzer, die so etwas zuliessen.

Heute waren wiederum recht viele Leute unterwegs. Wahrscheinlich begannen bereits hier einige Pilger ihre Reise nach Santiago, um sich für die doch als recht schwierig eingestufte Überquerung der Pyrenäen schon mal etwas warmzulaufen. Kurz vor dem kleinen und sauberen Dörfchen Ostabat traf ich auf die Michels und Kate.

Im einzigen Restaurant des Dorfes tranken wir etwas, bevor wir die Herberge aufsuchten, die sich gleich neben der Dorfkirche befand. Michel hatte hier für uns reserviert. Allerdings waren wir etwas zu früh und wir mussten einige Minuten vor dem Haus warten, bis eine Frau kam, welche uns das Haus zeigte und bei der wir dann unsere Übernachtung berappen konnten. Natürlich gab es auch den obligaten Stempel in meinen Pilgerpass, dem der leere Platz so allmählich ausging. Schon bald war die Herberge voll und einige Pilger mussten sogar abgewiesen werden. Dabei erzählte die Herbergsleiterin, dass letzte Nacht nicht ein Pilger hier geschlafen hätte. Man wisse eben nie, wie viele Pilger an einem Tag kommen würden.

Nach dem täglichen Dusch- und Waschritual machten wir uns auf den Weg zum Dorfladen, so einem kleinen „Tante Emmalädeli". Hier kauften wir die Lebensmittel ein, welche wir für das Nachtessen dann brauchten. Dieses Nachtessen konnte dann in der Herberge in einer neuen, modernen Küche zubereitet werden. Die Führung übernahm Michel, der sehr gerne kochte und auch das nötige Wissen dafür mitbrachte. Ich als Laie schnitt die Tomaten und war nachher für den Abwasch besorgt.

Nach der „Arbeit" machte ich noch einen kleinen Spaziergang. Das Dorf lag an einem Schräghang und bot eine wunderbare Aussicht auf die vielen Hügel und die Pyrenäen.

Ich freute ich mich schon riesig auf den morgigen Tag. Selbst die erste Blase an der linken Ferse, die ich mir heute zugelegt hatte und die mich nun definitiv als Pilger auszeichnete, konnte meine Zufriedenheit nicht trüben.

20.08..15
Ostabat - St. Jean Pied de Port
21 km

Am Morgen startete ich für einmal als Erster zur Etappe, weil ich St. Jean Pied de Port früh erreichen wollte, um genügend Zeit für eine Besichtigung zu haben.

Für mich war heute nämlich ein ganz besonderer Tag. Erstens würde ich den bekannten Startort für den „Camino Frances" erreichen, zum zweiten die „Via Podiensis", den französischen Jakobsweg beenden und zu guter Letzt hatte ich nun die Hälfte meines Jakobsweges erfolgreich hinter mich gebracht. Dies war für mich ein Grund zu feiern. Die heutigen noch 21 Kilometer sollten für mich so etwas wie eine Ehrenrunde sein, die genossen werden musste. Ich freute mich riesig auf Saint Jean Pied de Port und konnte es kaum erwarten, diese Stadt kennenzulernen.

Unterwegs kroch noch eine schwarze „französiche" Schlange über meinen Weg, wahrscheinlich um sich von mir zu verabschieden. Sie war aber kaum mehr als vierzig Zentimeter lang. Trotzdem erschrak ich natürlich, wobei meine Schlangenangst sich unterdessen doch auf einem etwas tieferen Level eingependelt hatte und meinen Adrenalinspiegel auch nicht mehr auf Spitzenwerte trieb.

Die Etappe war landschaftlich nochmals sehr schön mit grünen Feldern, hie und da auch einem kleinen Weiler oder einem Dörfchen. Meine erste Blase, welche ich gestern eingefangen hatte, bereitete mir auch kaum Schmerzen.

In einer Bar trank ich unterwegs noch einen Milchkaffee. Danach setzte ich meinen Weg fort und schon um halb eins kamen die ersten Häuser meines Etappenziels in Sicht. Zur Feier des Tages wollte ich zum ersten Mal ein Hotel buchen für die Übernachtung. Es musste ein Einzelzimmer sein, in dem ich ohne Schnarcher schlafen konnte und genügend Platz hatte, meinen Rucksack zu entleeren und wieder neu zu packen. Ausserdem konnte ich dann wieder einmal ohne Schlafsack ins Bett schlüpfen. Das erste Hotel, welches ich ansteuerte, war schon voll. Im zweiten mit dem Namen Continental waren noch Zimmer frei. So bezahlte ich 69 Euros für diese Nacht. Das war gut dreimal so viel wie eine Herberge im Schnitt kostete, aber dies sollte es mir wert sein.

Allerdings musste ich feststellen, dass im Zimmer kein wl-Empfang möglich war. An der Rezeption sagte man mir, dass die Mauern zu dick seien, das Problem aber im nächsten Monat behoben würde. Nun, das war aber ein grosser Trost. Und je genauer ich mein Zimmer betrachtete, desto mehr bedauerte ich meinen Entscheid, hier zu logieren, denn ich übernachtete in Frankreich in Herbergen mit mehr Komfort und trotzdem wesentlich billiger. So musste ich zum Beispiel hier in einer Badewanne duschen. Nun, ich hatte gebucht und es war nun einmal nicht mehr zu ändern – Ende der Durchsage!

Nach dem Duschen ging ich in die Stadt. Es wimmelte von Leuten, allerdings nicht nur von Pilgern. Ich besuchte als erstes die Kirche, in der ich eine Kerze anzündete für Verwandte und Bekannte zu Hause.

Beim Schlendern durch die Altstadt traf ich das deutsche Ehepaar, dem ich auch schon begegnet war. Es wollte morgen auch über die Pyrenäen nach Roncesvalles wandern, allerdings nur mit leichten Rucksäcken. Danach wollten die beiden mit dem Bus wieder nach St. Jean zurückfahren, um hier den Camino für dieses Jahr zu beenden. Im nächsten Jahr sollte dann Roncesvalles ihr Startort sein.

Sie erzählten mir, dass sie beide ihren Partner durch einen Todesfall verloren und sich dadurch kennengelernt hatten. Und mit dem Begehen des Camino wollten sie „dem lieben Gott" für dieses Kennenlernen ihre Dankbarkeit ausdrücken.

In einem Laden kaufte ich mir noch einen Imbiss für die morgige Etappe über die Pyrenäen.

Danach ging ich zum Pilgerbüro. Hier wollte ich mir einen neuen Pilgerpass besorgen und gleichzeitig noch im alten Pass den Stempel von Saint Jean drucken lassen. Es waren viele Pilger hier versammelt. Trotzdem blieben die etwa vier „Pilgerbetreuerinnen" ruhig und das Ganze wirkte absolut nicht stressig, man brauchte einfach etwas Geduld.

Als ich an der Reihe war, durfte ich vis-à-vis einer Betreuerin auf einem Stuhl Platz nehmen. Unter anderem wurde ich gefragt, woher ich käme und wohin die Reise gehen würde. Natürlich erhielt ich auch meinen gewünschten Pass, der mir erlauben sollte, auch in Spanien die Herbergen nutzen zu können.

Das Nachtessen genehmigte ich mir allein in einem Restaurant in der Altstadt. Beim Essen genoss ich es, die vorbeispazierenden Leute zu beobachten. Es war ein Mix aus Pilgern und sonstigen Besuchern der Stadt. Auch konnte man die „neuen Pilger" leicht von den „alten Pilgern" unterscheiden. Die „Neuen" trugen meist einen vollgestopften, „nigelnagelneuen" und sauberen Rucksack. Dazu trugen sie gebügelte Kleider, während die „Alten" doch eher zerknittert aussahen, ich meine damit natürlich die Kleider.

So ging die Zeit schnell vorbei. Nach dem Essen traf ich mich noch mit den Michels und Kate, um gemeinsam etwas zu trinken. Wir mussten heute Kate verabschieden, die morgen den Camino beenden und noch ein paar Tage ans Meer fahren würde, um sich von den Strapazen des Wanderns zu erholen und den Camino zu verarbeiten, bevor sie wieder ihre Arbeit aufnehmen wollte. Mit ihr zusammen hatten wir eine sehr gute Zeit, wobei sie bei uns ja die „Henne im Korb" war. Darüber hinaus war Kate eine sehr ruhige und nette Frau und hatte gut in unsere Gruppe gepasst. Nun waren von jenen, die am gleichen Tag in Le Puy gestartet waren, nur noch Michel, Miguel und ich dabei. Vielleicht gehörte noch Sebastien irgendwie dazu, den wir aber schon lange nicht mehr gesehen hatten. Wie wir gehört hatten, sei er unterdessen schon in Roncesvalles gewesen.

Die Verabschiedung fiel herzlich aus, wobei wir auch noch unsere E-Mailadressen austauschten, um in Kontakt bleiben zu können.

Im Hotel surfte ich in der Rezeption noch etwas im Internet herum und schrieb wie immer mein Tagebuch, bevor ich zufrieden mein Hotelzimmer aufsuchte.

21.08.15
St. Jean Pied de Port - Roncesvalles
24,5 km

Diese Nacht hatte ich im Hotel, wenn auch zu teuer, doch recht gut geschlafen und ich fühlte mich bereit für Spanien und die Pyrenäen. Meine Absicht war früh zu starten, da auf der heutigen Etappe über tausend Höhenmeter zu bewältigen waren und dies mit immerhin neun Kilogramm Ballast, sprich Rucksack. Allerdings waren die Berge mein Gebiet, wo ich eigentlich bisher nie Probleme hatte und als Schweizer daran gewöhnt war.

Als ich loswanderte, war es dann aber doch schon Viertel vor acht. Durch die Porte d'Espagne, einem alten Stadttor, verliess ich die Stadt. Es waren sehr viele Leute unterwegs und ich begegnete Dutzenden von Pilgern, die meisten „Neulinge" mit weissen Beinen und bleicher Gesichtshaut - also quasi Bleichgesichter.

Schon bald führte der Weg bergauf, was ich liebte und wobei ich mich wohl fühlte. Das Wetter heute war hervorragend, was in diesem Gebiet, wie mir ein Einheimischer berichtet hatte, doch eher ein Glücksfall war. Nur unten in den Tälern versteckte leichter Nebel noch einige Dörfchen unter einem weissen, durchsichtigen Schleier. Auch sonst war die grüne Landschaft wunderschön und ich hatte bald eine prächtige Aussicht auf viele Hügel und Berggipfel. Immer mehr wurden die Bäume und Wäldchen von Gebüschen abgelöst. Die Wegränder waren oft mit Farnen und rosablühenden Erikasträuchern geschmückt.

Mit der Zeit waren aber auch Sträucher nur noch sporadisch zu sehen und auf etwas mageren Wiesen, hie und da von Felsbrocken unterbrochen, grasten viele hundert Schafe, was ein friedliches Bild abgab. Auch einige Pferde liessen es sich hier ohne Zäune und andere Begrenzungen wohl ergehen und schienen diese Freiheit zu schätzen.

Oben am höchsten Punkt der Etappe lagerten schon einige Pilger, die sich mit Getränken und einem Imbiss stärkten und dabei die Aussicht genossen. Die meisten hatten auch ihre Schuhe und Socken ausgezogen und bei einigen war auch Fusspflege angesagt. Ich folgte diesem Beispiel und stellte dabei etwas besorgt fest, dass bei meinen Wanderschuhen sich offene Nähte bemerkbar machten und meine Sohlen auch nicht gerade mehr viel Profil zeigten. Dies gedachte ich dann aber in der nächsten grossen Stadt, nämlich Pamplona, zu beheben.

Da bemerkte ich in der Nähe von mir nochmals das deutsche Ehepaar, das diesen Aufstieg trotz den gestrigen Sorgen diesbezüglich, wenn auch müde, so doch geschafft hatte. Und wie die beiden mir erzählten, seien sie nun stolz auf ihre Leistung.

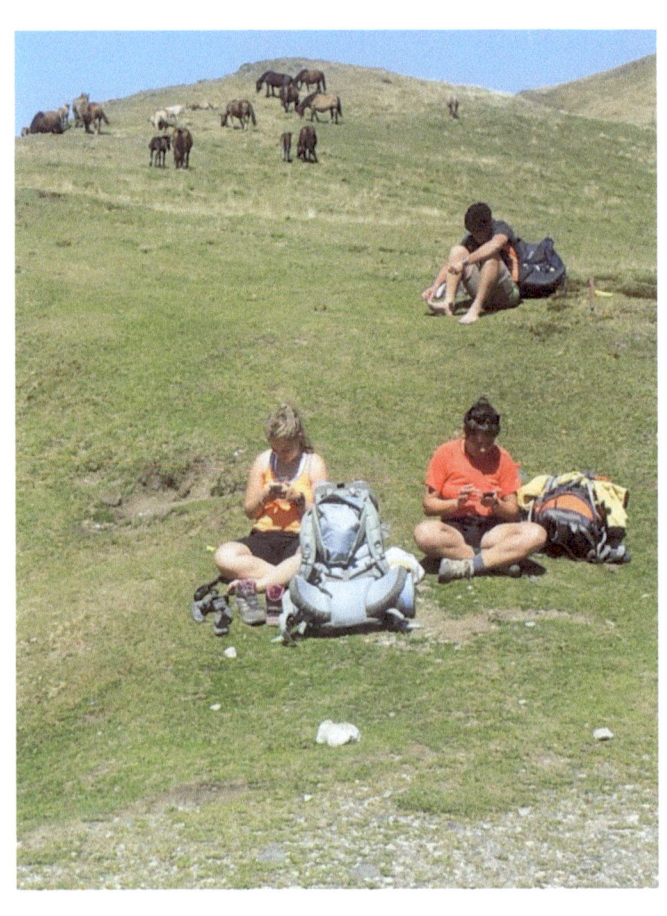

Pilger auf dem Dach der Pyrenäen

Nach einer längeren Rast führte der Weg nun abwärts nach Roncesvalles. Meine Beine zeigten sich immer noch in sehr guter Verfassung und auch dieser Abstieg mit etwa 400 Höhenmetern stellte kein Problem dar. Überhaupt war ich überrascht, wie verhältnismässig leicht mir diese Etappe vorgekommen war. Aber ich hatte auch den Vorteil gehabt, gut eingelaufen zu sein seit Le Puy en Velay. Neulinge mussten teilweise schon mehr „beissen".

Kaum aus dem Wald hinausgekommen, zeigte sich die Gite von Roncesvalles in voller Grösse. Die Herberge war ein riesiges Gebäude und ich musste relativ lange suchen, bis ich die Rezeption gefunden hatte. Das ehemalige Kloster bot gut und gerne 300 oder sogar mehr Pilgern Unterkunft. Roncesvalles war eine Schnittstelle auf dem Camino, wo sozusagen alle Pilger einmal übernachteten.

Durch den Gang der Herberge drängten sich Leute aus vielen verschiedenen Ländern und es wurde mir bewusst, dass es ab hier international werden würde. Ich stellte mich in der Warteschlange der Pilger hinten an. Direkt hinter mir stand eine junge Frau aus Hongkong, die ich später unter dem Namen Florence noch besser kennenlernen würde. Wir wechselten, da wir warten mussten, einige Worte in englischer Sprache. Bereits hier merkte ich, dass

Französischkenntnisse nun nicht mehr so gefragt waren und Englisch die Standardsprache auf dem Jakobsweg werden würde.

Endlich war auch ich an der Reihe. Ich erhielt das Bett mit der Nummer 161, was hiess, dass nach mir wohl noch viele weitere Pilger eintreffen würden. Um das Zimmer und das Bett zu finden, gab es uniformiertes Personal, das auch sonstige Fragen beantworten konnte. Die Zimmer waren ganz neu und in Viererkabinen unterteilt worden und für so einen Grossbetrieb recht gut. Ich hatte ein unteres Bett erwischt, was mich zusätzlich freute. Hier konnte ich sitzend meinen Rucksack auspacken und mich an- und ausziehen. Für die Rucksäcke gab es abschliessbare Schränke gleich neben den Etagenbetten. Mir gegenüber im gleichen Abteil hatte sich ein Paar aus Schottland eingerichtet.

Nach den täglichen Arbeiten schaute ich mir das Kloster etwas genauer an. Irgendwie kam ich mir vor wie in einer Fabrik, in der alles gut durchorganisiert war. Im Kontrast zum bisherigen Jakobsweg, wo ich nur kleinere, meist persönliche Herbergen kennengelernt hatte, machte mir diese Umstellung hier schon etwas Mühe. Auch kannte ich hier bisher niemanden und ich fühlte mich etwas allein.

Im Nachhinein bereute ich es, in Saint Jean Pied de Port nicht in einer Herberge geschlafen zu haben. Dann hätte ich dort wohl schon einige neue Leute kennengelernt. Hier war ich einfach ein Fremder unter vielen Menschen. So war ich denn froh, als die Michels eintrafen.

Am Nachmittag tranken wir etwas in einem kleinen Restaurant. Unser gemeinsames Pilgermenu für zehn Euros schloss den Tag ab. Irgendwie hatte ich mir den Beginn des Camino in Spanien doch etwas anders und vielleicht auch etwas schöner vorgestellt.

Im Bett hielt ich Rückschau auf die wunderbaren Tage und Wochen in Frankreich und ich hatte etwas Heimweh nach dieser Zeit. Aber es freute mich trotzdem, nun in Spanien zu sein und ich war offen für weitere Abenteuer.

22.08.15
Roncesvalles - Zubiri
22 km

Bereits um etwa 5.30 Uhr am Morgen war es vorbei mit der Ruhe. Überall begann es zu rascheln. Dazu flackerten die Taschenlampenlichtkegel wie Leuchtkäfer nervös hin und her und rundherum. Die Pilger kletterten aus ihren Betten und begannen ihre Rucksäcke zu packen. Hie und da fiel irgend eine Flasche oder sonst ein Gegenstand zu Boden und ich hörte gleichzeitig ein „geflüstertes" Fluchen. Was war es, das die Pilger so früh aus den Federn trieb? Der Tag war ja so lang und draussen war es noch dunkel. Für mich blieb das ein Rätsel. Jedenfalls hatte ich von einer allfälligen Bombendrohung nichts mitbekommen.

Nun, das Ganze störte mich nicht gross. Im Gegenteil, als das emsige Treiben etwas nachgelassen hatte, konnte ich rund eine Stunde später in aller Ruhe meine Sachen zusammenpacken und auch im Waschraum stand man sich nicht mehr auf den Füssen herum.

Als ich im Restaurant ankam, wo ich das Frühstück bestellt hatte, kam die nächste Überraschung. Die Pilger standen vor dem Eingang schon Schlange und warteten, bis um sieben Uhr der Essraum geöffnet wurde. Nach der Türöffnung blieb man in der Reihe stehen und musste, wie ich dies im Militär früher erlebt hatte, ziemlich lange warten, bis man schliesslich in der „Fassstrasse" einen Teller mit Brot, Butter, Konfitüre und den „Cafe con Leche" abholen konnte. Die einzige funktionierende Kaffeemaschine war dabei auch nicht gerade Weltmeisterin in Bezug auf die Geschwindigkeit.

Nun musste ich einen Platz im überfüllten Saal suchen. Ja, das hier in Roncesvalles war ganz anders als in Frankreich und ich hoffte schon, dass dies fortan nicht unbedingt zur Norm werden würde.

Etwa um ein Viertel nach acht Uhr verliess ich Roncesvalles. Nach nur wenigen Metern traf ich auf eine junge Pilgerin. Sie war auch alleine unterwegs. Wir kamen schnell in ein Gespräch und ich erfuhr, dass sie Dundee hiess, aus Kalifornien kam und Studentin war. Da wir etwa das gleiche Tempo hatten, setzten wir den Weg gemeinsam fort. Ich merkte bald, dass Dundee eine lebenslustige und aufgestellte junge Frau war.

Bei einem Friedhof am Wegrand machten wir eine Pause und schauten uns die Gräber an. Dabei stiessen Alexandra und Julia, ebenfalls Amerikanerinnen, zu uns. Nach einem „Znüni", bei dem jeder für die andern etwas offerierte, setzten wir den Camino zu viert fort. Alexandra war in der Filmbranche tätig und wollte über den Camino einen Video drehen. Obwohl sie erst in Saint Jean Pied de Port gestartet war, hatte sie schon gewisse Fussprobleme und wir drosselten deshalb unser Tempo.

Unterwegs sollte ich ihr erzählen, weshalb ich den Camino machen würde und sie filmte dabei. Nun, ich hatte schon lange nicht mehr englisch gesprochen und mein Wortschatz war, wie ja auch im Französischen, eher klein. So kam, um es kurz zu fassen, mehr oder weniger nur ein wirres Gestotter heraus. Später bedauerte ich etwas, dass sie mich schon am ersten Tag in Spanien interviewt hatte, denn mit der Zeit machte ich doch Fortschritte beim Sprechen und ich hätte ja auch etwas zu erzählen gehabt.

Nun aber noch etwas zu Julia. Sie fiel mir sofort durch ihre ruhige, bescheidene und freundliche Art auf, was ihr in ihrem Beruf als Krankenschwester sicher entgegen kam. Auf unserem heutigen Weg wanderten wir oft durch Wiesen, viele Wälder und durchqueren einige kleine sauber herausgeputzte Dörfchen.

Kurz vor Zubiri schloss plötzlich Miguel von hinten zu uns auf. Ich entschloss mich, mit ihm die letzten Kilometer bis zu unserem Etappenziel zu gehen, da das langsame Wandern mich schon etwas ermüdet hatte. Via eine schöne Steinbrücke über den Fluss Rio Arga erreichten wir unsere reservierte Herberge in Zubiri.

Nachdem ich mein Bett eingerichtet und mich gepflegt hatte, setzte ich mich ans Ufer des Arga, etwas oberhalb der Brücke. Dabei badete ich meine Füsse im kühlen Nass. Als ich so in Gedanken versunken ins klare Wasser starrte und meine Seele baumeln liess, bemerkte ich Miguel. Er hatte die gleiche Idee gehabt. Wir sassen einige Zeit schweigend da und genossen das feine Rauschen des Flusses.

Später wagte er sich langsam in die Mitte des Flusses vor, der nur gerade knöcheltief war. Dabei wäre er aber um ein Haar auf den glitschigen Steinen ausgerutscht und hätte ein unfreiwilliges Bad genommen. Ich selbst wagte mich auch einige Meter in den Fluss, um von Michel vor der Brücke als Hintergrund eine Foto zu knipsen. Dabei musste ich aber höllisch aufpassen, dass mein Smartphone mir nicht aus der Hand glitt, denn dies wäre schon eine kleinere Katastrophe gewesen.

Am späteren Nachmittag besuchte ich ein Sportgeschäft ganz in der Nähe unserer Herberge, denn unterdessen reifte in mir die Idee, die defekten Wanderschuhe durch neue zu ersetzen. Allerdings fand ich trotz einer relativ grossen Auswahl kein mir passendes Modell, das meinen bisherigen das Wasser reichen konnte. So verliess ich den Laden schliesslich nur mit einer neuen Unterhose.

Das Nachtessen nahmen die Michels und ich in einem Restaurant ganz in der Nähe ein. Auch Alexandra und einige andere Pilger stillten hier ihren Hunger. Ich überreichte Alexandra noch meine Arnikasalbe für ihre schmerzenden Füsse. Die Salbe hatte ich ihr auf unserer Wanderung versprochen, da es in Zubiri keine Apotheke gab. Sie nahm diese dankbar entgegen.

Zurück in der Herberge, liess ich den vergangenen Tag nochmals wie in einem Film durchlaufen und ich war zufrieden mit diesem ersten Tag ganz in Spanien. Meine kleine Krise war überwunden und ich schlief zufrieden ein.

23.08.15
Zubiri - Pamplona
25 km

Nach einem kurzen Frühstück machte ich mich auf den Weg Richtung Pamplona. Die Landschaft im Tal des Arga wurde geprägt von Wäldern und saftig grünen Wiesen. Unterwegs, entlang einer Hauptstrasse, traf ich in einer Bar auf die drei Amerikanerinnen, welche ich gestern kennengelernt hatte. Aber auch noch andere Pilger hatten sich hier niedergelassen. Bars wie hier gab es in Spanien häufig und sie waren wichtige Begegnungsstätten.

Nach einem kleinen Getränk setzte ich meinen Weg fort. Etwas später traf ich auf Michel, mit dem ich ein Teilstück der Etappe zurücklegte.

Kurz vor Pamplona, der in Bezug auf die Einwohner grössten Stadt auf dem Jakobsweg, verlief ich mich. Dabei wurde ich von einem Ehepaar aus Boston, das meinen Irrtum bemerkt hatte, zurückgepfiffen. Es war auf dem Camino immer wieder eine Freude zu sehen, wie jeder Pilger seinen Mitpilgern zur Seite stand wenn Hilfe benötigt wurde. Irgendwie gehörten alle Pilger zu einer grossen, zusammengewürfelten Familie. Mit meinen „Rettern" zusammen erreichte ich mein heutiges Etappenziel Pamplona.

Auf dem Touristenoffice erkundigte ich mich als erstes nach dem Standort der Albergue Comunale. Für acht Euros erhielt ich dort eine Schlafgelegenheit für die Nacht.

Eben war auch Julia angekommen. Sie hatte die Absicht, gleich einen Besuch in der Stadt machen. Ich dagegen wollte wie meist zuerst duschen und meine verschwitzten Kleider waschen. Danach suchte ich in Pamplona ein Sportgeschäft, wo ich morgen Montag neue Schuhe kaufen konnte. Nachdem ich dieses nach langem Suchen gefunden und ich mir den Standort gut eingeprägt hatte, setzte ich mich für einen Drink in eine Bar in der Altstadt, wo sich noch andere Pilger versammelt hatten.

Hier stellte sich eine zierliche junge Frau vor als Gabrielle Ducomble aus Belgien. Ich erfuhr von den andern, dass sie eine recht bekannte Jazzsängerin einer Musikgruppe sei. Bis jetzt hatte ich mir Jazzsängerinnen eigentlich immer als „gutgebaute", eher wohlbeleibte Frauen vorgestellt. Gabrielles „Feinheit" überraschte mich doch etwas, natürlich im positiven Sinn gemeint.

Etwas später traf ich Julia und wir schlenderten zusammen nochmals etwas durch die Stadt. Dabei erreichten wir einen sehr schönen Aussichtspunkt, von dem aus wir beinahe die ganze Stadt überblicken konnten. Auf dem Rückweg durchquerten wir einen

Park mit einem Teich, der von Enten, Schwänen und andern Tieren bevölkert war.

Um 19 Uhr ging ich mit Dundee, Julia, Anna aus Ungarn, Laura aus Italien und Christopher aus den USA essen. Christopher war ein sehr extrovertierter Mensch und er war beinahe Alleinunterhalter. Es zeigte sich allein an diesem Tisch, wie unterschiedlich Menschen sein konnten. Nicht alle hatten das Talent des Unterhalters und konnten dauernd sprechen, andere konnten dafür besser zuhören.

Nach einem feinen Nachtessen machten wir uns, das hiess Julia, Anna und ich, auf den Weg in die Herberge zurück.

Unterwegs kauften wir uns aber noch ein gutes Softeis, damit auch die süsse Seite in uns noch Nahrung bekam.

24.08.15
Pamplona - Puente la Reina
24 km

Irgendwie fand ich in der Nacht wieder einmal keinen guten Schlaf. Im Saal mit über hundert Betten war es sehr heiss, was für mich, wie immer bei solchen Temperaturen, ein Problem darstellte. Dies hatte ich auch bei früheren Ferien mit meiner Familie in Italien erlebt, wo jeweils ähnliche Temperaturen geherrscht hatten in gemieteten Wohnwagen.

Heute wollte ich in Pamplona noch neue Schuhe kaufen. Also machte ich mich auf den Weg zum Sportgeschäft, das zum Glück leicht zu finden war, da es an der in dieser Stadt mit blauen Rondellen mit Muschelzeichen markierten Pilgerroute lag. Als ich dort eintraf, war der Laden geschlossen und es gab, wie ich gestern schon festgestellt hatte, keinen Hinweis auf die Öffnungszeiten.

Nachdem ich mich bei einigen Passanten ergebnislos danach erkundigt hatte, konnte mir ein junger Mann doch noch helfen. Aber die Antwort sorgte bei mir nicht gerade für Hochstimmung. Der Laden öffnete erst um zehn und jetzt zeigte die Uhr Viertel nach acht. Was machen? Ich beschloss, mir zuerst einmal ein Frühstück zu genehmigen in einer nahen Bar.

Ich liess mir sehr viel Zeit beim Geniessen des Croissants und des Milchkaffees. Aber die Zeit schien stehenzubleiben. Irgendwann hatte ich genug und ich beschloss, vorderhand noch in den alten Schuhen weiterzugehen. Im schlimmsten Fall, dass die Schuhe auseinanderfallen sollten, hatte ich für so einen Notfall im Rucksack ja noch meine Ausgangsschuhe.

Um die verlorene Zeit wieder aufzuholen, wanderte ich in recht hohem Tempo. Der Weg führte aufwärts Richtung Passhöhe Alto de Perdon. Auf der Wanderung Richtung Pass erfreute ich mich an den vielen weissen Windrädern auf den Hügeln, die einen leisen Summton erzeugten, was aber nicht weiter störte. Auch konnte man solche Anlagen zur Stromerzeugung wieder vollständig abbauen und sämtliche Spuren entfernen, sollte einmal eine noch bessere Möglichkeit der Stromerzeugung gefunden werden, im Gegensatz zu Atomkraftwerken. Diese Propeller gehörten einfach ins schöne Landschaftsbild.

Auf der Passhöhe angekommen, fiel mir sofort die recht grosse, rostige Eisenskulptur auf. Sie zeigte eine Gruppe Pilger mit Eseln beim Wandern. Ich wusste einfach nicht so recht, ob mir dieses Kunstwerk nun gefiel oder nicht. So kam es, dass ich nicht einmal ein Foto davon machte. Zu einem späteren Zeitpunkt zeigte mir ein Pilger dann seines von diesem Motiv. Erst da realisierte ich, dass sich diese Skulptur in der Landschaft doch sehr gut machte und ich bereute es, keine Aufnahme davon geschossen zu haben.

Von hier oben hatte ich einen wunderbaren Rundblick auf die Pyrenäen und viele kleinere Hügel.

Ich setzte mich auf eine kleine Mauer, um eine Ruhepause einzulegen. Da meine Füsse etwas schmerzten und ich dauernd kleine Stiche spürte, wollte ich nachsehen, was die Ursache dafür war. So zog ich Schuhe und Socken aus. Und dabei sank meine Stimmung in nur wenigen Augenblicken von Hundert gegen Null. An meinen Füssen hatten sich tatsächlich drei neue Blasen gebildet. Eine davon klebte wie ein Ballon an einer Zehe.

Ich war nun schon mehr als einen Monat unterwegs. Dabei hatte ich bisher nur eine winzige Blase eingefangen und diese war unterdessen verheilt - und jetzt dies! Mit Blasen hatte ich nun nach so vielen Tagen wirklich nicht mehr gerechnet. Aber möglicherweise waren sie das Resultat meiner heute zu hohen Geschwindigkeit mit vielleicht etwas verschwitzten Füssen. Nun, ändern konnte man ja nichts mehr, aber in meinem Rucksack hatte ich für so einen Fall vorgesorgt und „Compeed" dabei. Damit verklebte ich die schmerzenden Stellen.

Unterdessen war auch Miguel oben angekommen und wir genossen zusammen einen kleinen Imbiss. Mit Miguel zusammen begann ich danach auch den Abstieg. Aber da Miguel wegen seinen Knieproblemen nur langsam und vorsichtig talwärts gehen wollte, verabschiedeten wir uns, um uns dann in der Herberge wiederzusehen, die wir zusammen reserviert hatten.

Wenige Kilometer vor Puente la Reina entfernt traf ich auf Florence, die ich zum ersten Mal in Roncesvalles beim Einchecken kurz kennengelernt hatte. Sie kam aus Hongkong und war ein sehr ruhiges, nettes „Mädchen". Da sie zwei Monate in Deutschland im Service tätig gewesen war, sprach sie ein wenig Deutsch. Sie hatte diese Arbeit aber beendet, da sie Mühe hatte, die Gäste zu verstehen. Nun wollte sie eine Auszeit nehmen und sich später eine andere Arbeit suchen. Da sie finanziell nicht auf Rosen gebettet war, musste sie auf dem Camino sehr sparsam leben und schlief deshalb meist in den billigsten Unterkünften, welche sie finden konnte.

In unserer Herberge angekommen, trank ich zuerst mit einigen Pilgern zusammen einen Tee. Dabei kam ich mit einem jungen, aufgestellten Mann ins Gespräch. Er erzählte etwas von Santiago. Ich erwiderte, dass ich auch nach Santiago wollte. Da begann er zu lachen. Ja, er wolle schon auch nach Santiago, aber Santiago wäre auch sein Vorname. Ich hatte ihn einfach nicht richtig verstanden. Nun wusste ich es: Santiago ging nach Santiago!

Etwas später machte ich mit Julia noch einen kleinen Stadtrundgang. Dabei besichtigten wir auch die sehr schöne alte „Brücke der Königin" (Puente de Reina).

Danach musste ich in einer Apotheke noch „Compeed" besorgen für meine Blasen. Und da meine Haut sich sehr ausgetrocknet anfühlte, kaufte ich eine Feuchtigkeitscreme.

Endlich fand ich auch Zeit, mich hier für einen Euro wägen zu lassen. Und zu meiner Genugtuung hatte ich wie Miguel etwa vier Kilogramm an Gewicht verloren. Vielleicht waren es bei mir sogar noch etwas mehr.

Den Abend verbrachte ich mit den Michels und einer Belgierin, welche die Michels unterwegs kennengelernt hatten.

Vor dem Schlafengehen pflegte ich nochmals meine Füsse, in der Hoffnung, dass die drei Blasen nicht der Anfang von noch grösseren Problemen waren. Dabei musste ich natürlich auch an Hilde denken, bei der es ja auch so begonnen hatte. Da ich recht müde war, freute ich mich auf eine erholsame Nachtruhe.

25.08.15
Puente de Reina - Ayegui
25 km

Am Morgen galt mein erster Gedanke meinen Blasen an den Füssen. Wie würden sich diese entwickeln und konnte ich heute überhaupt gehen? Nun, nach einigen Metern der Sorge stellte ich erfreut fest: Super, es ging ohne nennenswerte Schmerzen! Diese

Feststellung liess mich beschwingt durch die Navarraregion wandern. Dieses doch eher flache Gebiet ohne allzu grosse Steigungen war geprägt von abgemähten Getreidefeldern, Weinbergen, Sonnenblumenfeldern und dazwischen wildem Grasland. Auch kleinere ältere Dörfchen, welche aber gut erhalten waren, hatten es mir angetan.

Unterwegs machte ich eine Rast bei einem kleinen Einkaufsladen. Im Freien hatten die Ladenbesitzer einen Tisch und Bänklein aufgestellt, damit man hier etwas trinken konnte. Bald kam Florence vorbei und wir verbrachten die Pause gemeinsam.

Danach setzte ich meinen Weg alleine fort. Bereits um halb zwei erreichte ich meine Herberge in Ayegui. Diese war eigentlich so etwas wie ein Zivilschutzraum, der für die Pilger als Unterkunft genutzt wurde. Alles war sehr einfach eingerichtet, aber es hatte ein Bett, eine Dusche, Wifi und einen Platz, wo ich die gewaschenen Kleider aufhängen konnte. Und dies war eigentlich alles, was ein Pilger brauchte. Dafür bezahlte ich nur acht Euros. Im angenehmen, recht kühlen Schlafraum hatte es etwa vierzig Betten. Allerdings wollten heute gerade mal fünf Pilger hier übernachten, womit ich Platz hatte zum Verschwenden. Im gleichen Gebäude war auch eine Turnhalle integriert, wo gerade Squash gespielt wurde.

Da kam eine SMS von den Michels. Sie informierten mich darüber, dass sie heute in Estrella bleiben würden. Sie wollten genügend Zeit haben, dieses hübsche kleine Städtchen zu erkunden. Ich hatte damit also einen kleinen Vorsprung auf sie und konnte morgen deshalb ohne schlechtes Gewissen etwas länger ausschlafen.

Als erstes ging ich nun in den nahen Supermarkt und kaufte mein Frühstück für den morgigen Tag. Dazu kamen natürlich meine Früchte, ohne die ich kaum einen Laden verlassen konnte. Dieses Mal waren es süsse Trauben.

Etwas später legte ich mich auf die Wiese vor der Herberge und döste etwas vor mich hin. Danach schaute ich mir den Ort, der so etwas wie ein Vorort von Estrella war, etwas an. Ich stellte aber bald fest, dass es hier nichts Erwähnenswertes zu besichtigen gab. Dabei gelangte ich auf eine recht grosse Sportanlage, wo es ein schönes gemütliches Restaurant hatte. Hier sassen einige Familien an Tischen im Freien und genossen das wunderschöne Wetter. Ich bestellte mir eine Cola light und ein „Pocadillo con Queso". Da ich genügend Zeit hatte, blieb ich lange hier sitzen und beobachtete die Leute, welche kamen und gingen. Schliesslich kehrte ich zur Herberge zurück.

Unterdessen war noch Denise, eine brasilianische Pilgerin, eingetroffen. Und da es hier nur wenige Pilger hatte, kam ich auch schnell in Kontakt zu ihr. Sie war gerade dabei, ihr Nachtessen anzurichten und bot mir an, doch mitzuessen. Es habe genug für zwei Personen. Obwohl mein Hunger sich noch in Grenzen hielt, nahm ich das nette Angebot natürlich an. Ich schlug vor, das Essen draussen vor der Herberge einzunehmen, was wir dann auch machten.

Als Gegenleistung für das Nachtessen lud ich Denise nachher noch zu einem Dessert im Restaurant der Sportanlage ein. Hier erfuhr ich, dass sie Lehrerin war. So hatten wir viel zu erzählen und das Gespräch war sehr interessant. Da die Muttersprache von Denise wie meine nicht Englisch war, machte es einfacher, miteinander zu sprechen, da beide einen kleinen Wortschatz benützten.

Mit dieser ruhigen und friedlichen Unterkunft war der „Roncevallesschock" endgültig verdaut. So konnte es in Spanien weitergehen. Beim Zähneputzen stellte ich erfreut fest, dass auch Santiago hier übernachten würde, also ein bekanntes Gesicht.

26.08.15
Ayegui - Torres del Río
27,5 km

Nach dem Aufstehen nahmen Denise, Santiago und ich gemeinsam das Frühstück zu uns. Dabei stellte jeder seine eigenen Esswaren auch den andern zur Verfügung. Dadurch gab es ein recht vielfältiges Morgenessen.

Kaum hatte ich die Herberge verlassen, kam auch schon Miguel die Strasse herauf. Er war früher aufgestanden als ich und hatte mich nun schon eingeholt. Gemeinsam wanderten wir bis zum Fuente de Vino, einem zweiteiligen Brunnen, wo auf der linken Seite Wein und auf der rechten Seite Wasser abgezapft werden konnte. Und den Wein gab es hier für einmal gratis. Aus diesem Grund war es nicht verwunderlich, dass kaum ein Pilger diese Chance ausliess, obwohl es ja noch früh morgens war. Ich musste deshalb warten, bis ich an der Reihe war. Leider hatte ich vorher nicht mehr an diesen Anlass gedacht und deshalb weder einen Becher noch ein Glas bei mir. So trank ich, Weinliebhaber mögen mir das bitte verzeihen, mit Hilfe meiner Hände, einen Schluck des gespendeten roten Saftes.

Einige Meter weiter beggnete ich einem recht alten Mann. Dieser grüsste am Wegrand die passierenden Pilger. Die Pilgerinnen unter ihnen hatten das zusätzliche Privileg, von ihm noch umarmt und geküsst zu werden (ich vergönnte es ihnen aber keineswegs!). Soweit ich sehen konnte, liessen die Damen dies widerstandslos geschehen und es sorgte bei ihnen sogar für einige Lacher und gute Stimmung. Nun, für den Senior war dies ein angenehmer Zeitvertreib. Vielleicht werde ich den Mann in ein paar Jahren einmal ablösen und seine „harte Arbeit" weiterführen.

Die Landschaft präsentierte sich heute mit vielen Olivenbäumen, Weinreben und abgemähten Wiesen sehr abwechslungsreich. Es war angenehm hier zu wandern, mit vielleicht dem kleinen Schönheitsfehler, dass einige Zeit die etwas lärmige Autobahn neben Miguel mein zweiter Begleiter war.

Nach etwa zwei Stunden kamen wir mitten im landwirtschaftlichen Gebiet zu einem grossen Rastplatz mit zwei Verkaufsständen und einem Zelt zum Schutz vor der Sonne. Es waren schon etwa dreissig Pilger hier versammelt, um sich zu stärken und auszuruhen. Natürlich liessen wir diese Gelegenheit auch nicht aus und machten hier einen Halt. Neben Pablo, einem Spanier, waren hier noch viele andere bekannte Gesichter zu sehen wie auch Julia und Santiago, die sich heute unterwegs getroffen hatten und dann zusammen weiter gewandert waren.

Nach der erholsamen Pause, in der ich Schuhe und Socken auslüfte, wanderte ich vorerst alleine weiter. Etwas später traf ich wieder auf die Michels, um mit ihnen gemeinsam den Weg bis zur reservierten Herberge in Torres del Rio fortzusetzen. Etwa um 14 Uhr erreichten wir unsere Unterkunft, bei der sogar ein Swimmingpool zur Verfügung stand.

Nach dem Duschen genossen Miguel und ich das kühle Bad. Später setzte ich mich zu den Pilgern, die vor der Herberge in Gruppen zusammensassen und den Tag genossen.

Allerdings gab es dabei einen Zwischenfall. An meinem Tisch sass auch ein junger Russe, der als Pilger in Militärkleidung unterwegs war. Sein Rucksack war mit Fahnen geschmückt. Er schimpfte lauthals über die USA und andere Länder. Einer Frau drückte er sein Amulett in den Wein und sagte, dass nun nicht mehr richtiger Wein im Glas sei. Die betroffene Frau war so baff, dass sie kein Wort mehr herausbrachte und nur noch den Kopf schüttelte.

Das Nachtessen wurde den Michels und mir in einem Restaurant ganz in der Nähe serviert. Kaum hatten wir uns an einen Tisch gesetzt, wer kam da zur Türe herein? Es war der Russe. Zu unserer „Begeisterung" setzte er sich ausgerechnet an unseren Tisch. Er begann wieder zu schimpfen und zu „philosophieren". Die Michels wurden immer ruhiger, da sie Englisch kaum verstanden, und damit nicht einmal mitbekamen, was er erzählte. Aber auch mich nervte das Geschimpfe, bis ich ihm sagte, dass ich auf dem Jakobsweg sei, um diesen zu geniessen und nicht um mir solche Lästereien anzuhören. Immerhin schien dies gewirkt zu haben und er liess uns in Ruhe. Irgendwie tat er mir dann aber doch ein bisschen leid.

Das Nachtessen war sehr gut und der Preis für die Übernachtung, das Nachtessen sowie das Frühstück für zwanzig Euros war doch recht billig.

Am späteren Abend eskalierte die Situation mit dem Russen. Drei Frauen, welche im gleichen Zimmer wie dieser einquartiert waren, gingen zur Herbergsleitung und beschwerten sich, dass der Russe sie mit eindeutigen Bemerkungen und Berührungen belästigt habe. Sie würden die Herberge verlassen, wenn der Russe weiterhin in ihrem Zimmer bliebe. So könnten sie in der Nacht nicht schlafen.

Der Herbergsleiter reagierte und liess die Polizei kommen, die den Russen aufforderte, diese Herberge umgehend zu verlassen und die Frauen in Zukunft nicht mehr zu belästigen.

Am Ende des Tages spendierte ich den Michels auf einer Steintreppe neben dem Restaurant noch einen 43-er, einen feinen Schnaps für einen guten Schlaf.

27.08.15
Torres del Río - Logroño
20,5 km

Für mich war heute früh Tagwache. Schon um sieben Uhr stand ich startbereit vor der Herberge. Der Himmel zeigte sich bewölkt. Allerdings waren die Temperaturen trotzdem, oder gerade deswegen, sehr angenehm.

Nach einer halben Stunde Fussmarsch bemerkte ich am Wegrand eine Art Geröllfeld mit grossen und kleinen Steinen. Beim genaueren Hinsehen entdeckte ich viele verschieden farbige, beschriebene Zettel, welche mit Steinen beschwert worden waren. Pilger hatten darauf ihr Herz ausgeschüttet und diese dann hier deponiert, wobei wahrscheinlich auch schon Tränen geflossen waren. Wie ich unterdessen von meinen Mitpilgern erfahren hatte, waren die meisten von ihnen auf der Suche nach der Lösung eines Problems oder ganz einfach nach sich selbst.

Ich machte auch eine kurze andächtige Pause, ohne aber einen Zettel zu schreiben. Allerdings platzierte auch ich hier, zwar nur in Gedanken, einen Wunsch. Ein Pilger hatte noch seine Sandalen hier ausgestellt. Mit welcher Absicht er dies getan hatte, blieb für mich eine offene Frage.

Nach diesem Zwischenhalt wanderte ich zügig weiter. Zum letzten Mal durchquerte ich die Region

Navarra. Heute sollte ich das Riojagebiet erreichen. Der Name Rioja klang wie Musik in meinen Ohren, beziehungsweise in meinem Gaumen, da von dort mein Lieblingswein herkam. Dass man sich dieser Region näherte, war gut ersichtlich. Es gab schon viele mit fast reifen Trauben behangene Rebstöcke.

Kurz vor Logroño entdeckte ich neben der Strasse einen Telefonmast, was an sich natürlich nichts Besonderes war. Dieser hier war aber ringsum mit mehr als hundert festgeklebten Häuschenschnecken verziert. Und es gab nicht nur einen solchen Mast davon. Wieso die Schnecken sich diesen Platz zum Ruhen ausgesucht hatten, konnte ich mir nicht ganz erklären. Jedenfalls sah es sehr originell und künstlerisch aus und mir war es natürlich auch ein Schnappschuss mit dem Smartphone wert.

Etwa um halb eins, also sehr früh, kam ich in Logroño an. Heute hatte ich die ganze Strecke direkt und ohne Baraufenthalt absolviert. Über eine Steinbrücke mit acht grossen Bogen erreichte ich die Stadt. Bald war die Herberge gefunden. Das Zimmer mit acht Betten musste ich nur mit einem einzigen Pilger teilen, einem Spanier. Eine Unterhaltung war praktisch ausgeschlossen, da er kein Englisch und ich sozusagen kein Spanisch verstand.

Zuerst wusch ich meine Kleider. Diese hängte ich am Balkongeländer meines Zimmers zum Trocknen auf. Danach schrieb ich noch einige

Whatsapps und E-Mails, die schon lange hätten erledigt werden sollen. Nachher war es aber an der Zeit, in der Stadt einen Laden zu suchen, wo ich meine Schuhe flicken lassen konnte. Und ich hatte tatsächlich Glück. Ich fand eine „Zapateria", wo man dazu bereit war, meine Wanderschuhe zu „restaurieren". Die Wanderschuhe hatte ich aber nicht bei mir, da ich diese beim Stadtrundgang nicht mitschleppen wollte. So musste ich mir die Lage des Schuhgeschäftes auf dem Rückweg zur Herberge gut merken.

Beim Entgegennehmen der Schuhe sagte mir der Chef des Ladens, dass ich diese um etwa 19 Uhr wieder abholen könnte.

Zufrieden ging ich zurück zur Herberge. Als ich nachschaute, ob die Wäsche unterdessen trocken war, bemerkte ich, dass das Hemd fehlte. Ich schaute vom Balkon aus die Strasse hinauf und hinunter, ob es der Wind vielleicht einige Meter weggeweht hatte. Leider war nichts zu sehen. Trotzdem ging ich noch nach unten auf die Strasse. Da stand gerade ein Pilger, dem ich vorher schon einmal begegnet war. Ich fragte ihn, ob er nicht zufälligerweise ein Hemd auf der Strasse gesehen hätte. Er lachte und gab zur Antwort, dass er eines gefunden und in der Herberge bei der Rezeption abgegeben hätte. Ich bedankte mich und holte mein Hemd dort ab.

Am Abend hatte ich mit den Michels abgemacht, um das Nachtessen einzunehmen. Zwar hatten mich die „Jungen" auch eingeladen, da sie selber in der Küche der Herberge kochten. Aber da ich lieber irgendwo draussen essen wollte bei diesen warmen Temperaturen und zudem Lust auf einen Rioja verspürte, sagte ich ihnen diesmal ab.

Bevor ich aber mit Miguel und Michel losging, schaute ich im Schuhreparaturgeschäft noch nach meinen Wanderschuhen. Diese waren exzellent geflickt und das Ganze kostete nur vier Euros! Als ich dem Schuhmacher zehn Euros gab, war dieser natürlich genauso zufrieden mit mir wie ich mit ihm.

Nun war es aber an der Zeit, mich mit den Michels zum Nachtessen zu treffen. Im Restaurant gab es ein Pilgermenu mit drei Gängen für zwölf Euros. Aber für mich als Vegetarier sah es nicht gut aus, da ich ja kein Hase war und deshalb nicht allein von Salat leben konnte. So fasste ich den Entschluss, hier auf dem Jakobsweg ab heute Fisch zu essen. Diese Entscheidung fiel mir zwar nicht leicht. Trotzdem schien sie mir vernünftig zu sein in Ermangelung an Alternativen. Und der Fisch schmeckte wirklich ausgezeichnet.

Als ich zurück kam in die Herberge, lag der Spanier schon im Bett und schlief, was mich veranlasste, dies auch zu tun.

28.08.15
Logroño - Nájera
30,7 km

In der Umgebung der Herberge musste in der Nacht irgendein Fest oder ein anderer Anlass stattfinden, denn bis morgens um vier Uhr war es äusserst lärmig. An Schlaf war nicht zu denken. Als ich etwa um Viertel vor sieben erwachte, hatte ich schliesslich nur etwa zwei bis drei Stunden geschlafen. Dazu kam, dass heute über dreissig Kilometer zu absolvieren waren und sich meine Blasen auch nicht gebessert hatten, ganz im Gegenteil.

So startete ich die heutige Etappe durch die Region Rioja mit doch sehr gemischten Gefühlen und ich spürte in mir sogar etwas Angst aufkommen, ob ich das heutige Pensum unter diesen Umständen wohl auch schaffen würde. Deshalb wanderte ich heute etwas langsamer als sonst.

Die Landschaft zeigte sich sehr schön mit vielen Rebfeldern. Nach etwas mehr als einer Stunde erreichte ich einen wunderschönen kleinen See. Das Blau des Himmels und das saftige Grün der Umgebung zauberten ein prächtiges Bild hervor. Und hier traf ich einen buschigen Gesellen. Es war ein Eichhörnchen, das auf einem Ast sass und genüsslich etwas am Knabbern war. Jedenfalls liess es sich dabei nicht stören. Bald kamen noch Michel, Anna aus

Ungarn und Laura aus Italien hinzu und erfreuten sich ebenfalls an diesem hellbraunen Kerl.

Nach einiger Zeit führte der Weg entlang einer Autobahn, abgetrennt durch einen Maschendrahtzaun. Dieser wurde von den Pilgern gleich als Halterung für ihre Holzkreuze genutzt, die sie in den Zaun eingeflochten hatten. Auch ich ergänzte das Kunstwerk mit einem weiteren Kreuz. Daneben war diese Fernverkehrsroute aber nicht gerade das Gelbe vom Ei und selbst mein i-Pod konnte den Lärm der Autos nicht überblenden. Zudem spürte ich bei mindestens 34 Grad Hitze und ohne Schatten mehr und mehr meine Blasen an den Füssen, was auch nicht gerade motivierend wirkte.

Zum Glück führte der Weg nach einiger Zeit wieder zurück in die Weinbaugebiete. Hier hatten Weinbauern einige Trauben herausgeschnitten, um den andern mehr Kraft zukommen zu lassen. Von diesen am Boden zwischen den Reben liegenden Trauben, die teilweise sicher mehr als drei Kilogramm schwer waren, wählte ich eine Traube für mich aus. Die blauen Beeren waren sehr süss und sie mundeten mir sehr. Für mich war es nun kein Rätsel mehr, warum der Riojawein so fein wurde.

Je näher ich Nájera kam, desto mehr schmerzten meine Füsse. Zudem waren am Schluss auch noch geteerte Wege zu absolvieren.

Für mich war diese Etappe die bis jetzt härteste und schmerzhafteste auf dem Jakobsweg. Und ich war wirklich äusserst froh, dass ich um 15 Uhr meinen Zielort erreichte.

Meine Herberge lag direkt vor einem hohen rötlichen Felsen am westlichen Stadtrand. In meinem Viererzimmer übernachteten neben mir noch drei ältere männliche Pilger. Nicht dass mich das störte, aber meine Erfahrung versprach damit für die kommende Nacht doch einige eher unliebsame Geräusche. Nun, man würde ja sehen.

Nach dem Duschen sah meine Welt wie immer bedeutend freundlicher aus. Zuerst ging ich in eine Apotheke und kaufte eine Spritze. In der Herberge entfernte ich zuerst die alten „Compeedpflaster". Dabei musste ich aufpassen, dass die schützende Haut nicht aufgerissen wurde, da dadurch eine offene Wunde entstanden wäre. Mit der Spritze zog ich nun das Brandwasser aus den Blasen heraus ohne die Hautschicht verletzen zu müssen. Allerdings benötigte dies manche akrobatische Körperverrenkung und ich musste aufpassen, mit der Nadel nicht das „Fleisch" zu treffen. Die Einstichstellen desinfizierte ich noch mit einem Mittel, das mir Michel ausgeliehen hatte. Nach dieser Prozedur verklebte ich alles wieder mit „Compeed".

Da ich Durst hatte, setzte ich mich in ein Restaurant in der Nähe des Flusses. Hier waren noch weitere Pilger versammelt, allerdings unbekannte Gesichter. Nachdem ich mich mit einer Coke erfrischt hatte, begann ich eine Besichtigung des Städtchens Nájera.

Plötzlich kam ich zu einer Absperrung, die durch die Polizei errichtet worden war. Bereits hatten sich viele Menschen davor versammelt. Durch eine Lücke sah ich, dass gerade eine Person in einen Krankenwagen verfrachtet wurde. Daneben auf dem Boden hatte es eine grosse Blutlache. In meinem Kopf drehten sich die wildesten Szenarien. Am Wahrscheinlichsten war wohl, dass sich hier ein Mensch aus dem Fenster eines dreistöckigen Hauses gestürzt hatte, um sich das Leben zu nehmen. Dies liess mich erschauern. Und dabei wurde mir wieder präsent, wie hoch auch in der reichen Schweiz die Suizidrate war. Wie gross musste doch der Leidensdruck eines Menschen sein, bis er sich zu so einer Tat entschloss. Nun, vielleicht gab es für diesen Unfall auch eine andere Erklärung. Allerdings konnte es kein Autounfall sein, da hier keine Fahrzeuge durchfuhren.

Schnell verliess ich diesen Tatort wieder. Zurück in der Herberge, kam ich mit einem meiner „Mitschläfer" ins Gespräch. Er war Deutscher, hiess Josef und arbeitete als Programmierer. Er erzählte mir, dass er geschäftlich hie und da in der Schweiz sei und die Schweizer, die er kennengelernt hatte, sehr schätzte. Diese seien sehr offen und anpassungsfähig.

Natürlich nahm ich dieses Kompliment gerne entgegen.

Am Abend besuchte ich mit den Michels für das Nachtessen wieder ein Restaurant. Ich bestellte Salat und wieder Fisch. Der Letztgenannte wurde vom Bedienungspersonal sauber zerlegt, so dass keine Gräte den Essgenuss schmälerten. So ging ein harter, aber erlebnisreicher Tag glücklich zu Ende.

29.08.15
Nájera - Santo Domingo de la Calzada
21 km

Die Nacht wurde besser als erwartet, da sich das Schnarchen im Zimmer durchaus in Grenzen hielt. Allerdings spürte ich am Morgen an meinem rechten Fuss die Blasen. Deshalb zog ich mit der Spritze nochmals das Brandwasser heraus und spritzte, wie mir die Verkäuferin in der Apotheke empfohlen hatte, danach noch etwas Desinfektionsmittel hinein. Dies war sehr unangenehm und brannte wie Feuer in der entzündeten Blase. Ich hoffte aber, dadurch endlich eine Heilung zu erreichen.

Schon früh machte ich mich auf den Weg und erlebte deshalb wieder einmal einen wunderschönen Sonnenaufgang bei absoluter Ruhe. Unterwegs informierte ein im Boden verankerter Holzbalken, dass bis Santiago „nur" noch 580 Kilometer zu bewältigen waren. Für mich hiess das, rund zwei Drittel meines Jakobsweges waren geschafft.

Mein letzter Tag in der Region Rioja ähnelte landschaftlich dem gestrigen. Ich wanderte weiterhin durch Rebberge, die aber je länger desto mehr jeweils wieder von abgemähten Getreidefeldern und Wiesen abgelöst wurden. Das Wandern fiel mir heute schwer und jeder Schritt bereitete mir Schmerzen. Diese waren zwar auszuhalten, schränkten aber den Genuss des Gehens doch wesentlich ein. So war ich recht langsam unterwegs und es hätte mich keineswegs überrascht, plötzlich von einer Schnecke überholt zu werden.

Trotzdem erreichte ich Santo Domingo de la Calzada schon etwa um zwölf Uhr. Ich war heilfroh, meinen Zielort erreicht zu haben. Damit hatten meine Füsse bis morgen eine relativ lange Schonzeit vor sich.

Die Michels hatten mir unterdessen via SMS mitgeteilt, dass sie heute im Gegensatz zu mir, vor allem auch wegen des angenehmen Wetters, etwas weiter zu wandern gedachten.

In der kleinen Stadt Santo Domingo de la Calzada wimmelte es nur so von Leuten. Doch bereits um 14 Uhr war dieses pulsierende Leben zu Ende.

Um diese Zeit schlossen die Geschäfte und innerhalb von nur wenigen Minuten wirkte die Stadt wie ausgestorben.

Nach dem Duschen und der wichtigen Fusspflege setzte ich mich auf ein Bänklein vor der Herberge und knabberte einige Nüsse. Danach mieteten Julia, die auch in meiner Herberge übernachtete, und ich in der „Lavadoria" vis-à-vis unserer Herberge gemeinsam eine Waschmaschine. Während des Waschvorgangs hatten meine Füsse dann eine sehr lange Zeit zum Ruhen, denn der Waschvorgang wie auch der anschliessende Tumblereinsatz wollten nicht enden. Nun, irgendwann war es dann doch geschafft. Ich brachte Julia ihre Kleider und versorgte meine im Rucksack.

Danach machte ich einen Rundgang im mittelalterlichen Teil des Städtchens. Hier wollte ich auch noch einen Schuhmacher finden, der mir bei meinen geflickten Wanderschuhen die abgelaufenen Sohlen ersetzen konnte. Zwar fand ich einen Schuhmacher, der aber erst am Montag dazu bereit war, meine Schuhe neu zu besohlen. Und so lange konnte ich natürlich nicht hier bleiben.

In meiner Herberge hatten unterdessen einige Pilger begonnen, das Nachtessen zuzubereiten. Ich wurde auch eingeladen, daran teilzunehmen. Und da die Michels ja nicht hier waren, nahm ich die Einladung diesmal dankbar an.

Im Esssaal war der Tisch schon gedeckt und majestätisch standen viele Weinflaschen bereit. Das Essen, bei dem etwa zwanzig Pilger rund um einen grossen Holztisch sassen, schmeckte sehr gut. Irgendwie kam ich mir dabei vor wie beim biblischen Abendmahl.

Nach dem Abwasch versammelten sich viele Pilger im Herbergsgarten. Gemeinsam sangen wir Lieder mit Gitarrenbegleitung, Darunter waren religiöse Songs wie auch Popsongs von Cat Stevens und Bob Dylan. Zusätzlich „mussten" alle Pilger ein Lied aus ihrem Heimatland singen, und es waren sicher etwa zehn verschiedene Nationen vertreten. Ich durfte zum Glück mit den zwei Deutschen mitsingen. Ihr gewähltes Lied kannte ich aber nicht so recht, so dass mein Beitrag eher unterdurchschnittlich ausfiel.

Plötzlich verlangte ein grosser, bärtiger Pilger aus dem Balkan nach der Gitarre. Passend zu seinem Aussehen und seiner tiefen Stimme sang er nun Countrylieder und Folksongs, die jeweils mit viel Applaus bedankt wurden. Die Stimmung war sehr friedlich und ich fühlte mich für einmal mehr als Weltbürger einer grossen Familie denn als Schweizer.

Unterdessen war es dunkel geworden und der beleuchtete Kirchturm in der Nähe trug auch noch zu diesem gelungenen Abend bei. Vielleicht wäre es noch lange so weitergegangen, wenn nicht plötzlich

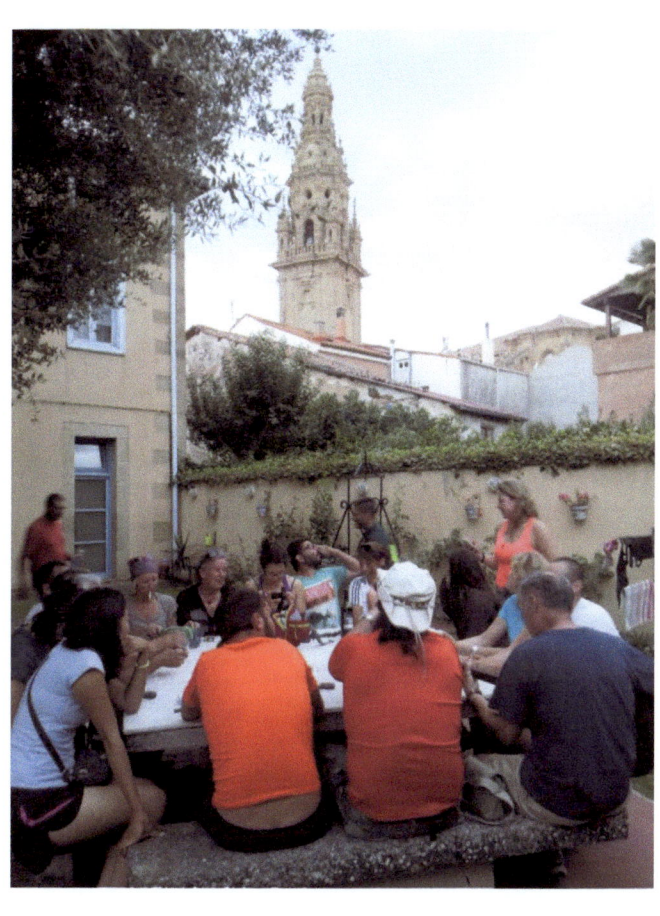

Gemeinsames Singen im Garten der Herberge

der Herbergsleiter gekommen wäre und die Gitarre aus Rücksicht auf die andern Pilger wieder versorgt hätte.

30.08.15
Santo Domingo de la Calzada - Belorado
23,5 km

Heute erreichte ich die grosse Region Castilla y León. Ich machte mir echt Sorgen wegen den Blasen und ich passte deshalb auch meine Geschwindigkeit diesem Umstand an. Trotzdem überholten mich nur sehr wenige Pilger. Einer davon war der „Russe", der mich allerdings links liegen liess und schon bald aus meinem Blickfeld verschwunden war. Wahrscheinlich hatte ich ihm beim gemeinsamen Nachtessen zu wenig Aufmerksamkeit geschenkt. Nun, eigentlich war ich sogar froh, dass er mich nicht angesprochen hatte.

Es war noch dämmrig und der Vollmond strahlte hell über der kargen Landschaft. Beides zusammen initiierte einen Hauch von Mystik. Auch der anschliessende prächtige Sonnenaufgang in gelben und roten Farbtönen liess mein Herz höher schlagen.

Das Wandern mit den Blasen verursachte zum Glück weniger Probleme als erwartet. Etwa um zehn

Uhr erhielt ich eine SMS von den Michels, in welchem sie mir mitteilten, dass sie etwa vor einer Stunde in Belorado angekommen waren und sich hier in der Herberge Mayor einquartiert hätten. Warum sie um diese frühe Zeit schon in Belorado waren, blieb für mich vorderhand ein Rätsel.

Als ich am Nachmittag ebenfalls hier eintraf, suchte ich zuerst die erwähnte Herberge. Hier nahm ich mir für zwanzig Euros für einmal wieder ein Einzelzimmer, um gut schlafen zu können. Kaum war ich angekommen, begrüssten mich schon die Michels. Als ich sie fragte, weshalb sie denn schon so früh hier waren, erzählten sie mir folgende Geschichte: Gestern seien sie ja etwas weiter als ich gewandert und hätten in einem kleinen Dörfchen eine Herberge gefunden. Als sie nach dem Nachtessen zur Herberge zurückgekehrt seien, hätten sie unter dem Kopfkissen eine Versammlung von gruseligen Bettwanzen angetroffen. Daraufhin hätten sie diese Herberge, obwohl schon bezahlt, fluchtartig verlassen. Da die nächste Herberge aber weit entfernt und es schon dunkel war, hätten sie sich auf dem Kirchplatz des Ortes auf einer Sitzbank niedergelegt, um hier zu schlafen. Am Morgen um drei Uhr sei es dann zu kühl geworden und sie seien gleich zur Etappe nach Belorado aufgebrochen. Natürlich mussten wir, nachdem sie mir auch noch Fotos von ihrem Spezialschlafplatz gezeigt hatten, herzlich darüber lachen.

Ich meinerseits war froh, dass ich gestern eine andere Herberge genommen hatte.

Nach dem Duschprozedere ging ich gleich ins schmucke Städtchen. Auf dem grossen Kirchplatz fand gerade ein Fest statt. Überall sassen Leute um Tische herum und assen Spezialitäten aus der Region. Auf einer Parkbank genossen alte Frauen und Männer im Schatten der Bäume den warmen Spätsommertag. Nebendran tollten zufriedene Kinder herum. Ich fühlte mich sehr wohl in dieser gemütlichen Atmosphäre.

In einem Restaurant traf ich andere Pilger und ich setzte mich zu ihnen. Unter anderen war auch der Amerikaner Bob und der Deutsche Josef hier. Die beiden hatten die Absicht, heute noch weiterzuwandern. Ich konnte sie aber davon überzeugen, doch ebenfalls hier an diesem schönen Ort zu bleiben und in unserer Herberge zu übernachten. Im Nachhinein waren sie übrigens mehr als zufrieden mit dieser Entscheidung.

Eine Pilgerin erzählte mir, dass sie in einer Herberge unter Schweizer Leitung untergebracht sei. Da schrillten bei mir die Alarmglocken. Meine Kolleginnen Ester und Barbara hatten mir zu Hause ja noch erzählt, dass irgendwo im ersten Drittel des spanischen Jakobsweges eine Bekannte von ihnen in einer Herberge tätig sei und Regula hiess. Ich sollte ihr einen Gruss ausrichten. Dies hatte ich total vergessen.

Nur auf Grund dieses Gesprächs erinnerte ich mich wieder daran, welch ein Zufall!

Nachdem ich mit Julia das Städtchen noch etwas genauer unter die Lupe genommen hatte, gingen wir zur ebengenannten Herberge, wo Julia selber auch einquartiert war. Regula hatte aber gerade ihre freie Zeit und war nicht anwesend. Die zweite Schweizerin, die wir nach langem Suchen im Haus gefunden hatten informierte uns, dass Regula jeden Tag in einem Restaurant auf dem Dorfplatz das Nachtessen einnehme.

So machte ich mich denn kurz nach 18 Uhr auf den Weg. Ich fand schnell das entsprechende Restaurant und auch Regula. So konnte ich meine Grüsse doch noch loswerden. Sie erzählte mir, dass heute ihr letzter Arbeitstag sei und sie morgen wieder nach Hause zurückkehren würde. Die Zeit hier habe ihr schon gefallen, aber nun freue sie sich wieder auf die Schweiz. Nach dieser Begegnung mit Regula kehrte ich in meine Herberge zurück, wo ich, gemeinsam mit den Michels, ein superfeines Nachtessen serviert bekam.

Danach machten wir nochmals einen Spaziergang ins Städtchen, wo wir auf die heute ernannte Schönheitskönigin von Belorado trafen, ihr zu ihrem Sieg gratulierten und danach einige Worte miteinander wechselten, da sie etwas Englisch sprach. Selbstverständlich liessen Michel und ich uns mit ihr noch fotografieren. So eine Gelegenheit hatte man ja nicht jeden Tag.

31.08.15
Belorado - Agés
29 km

Am Morgen servierte uns eine ausgesprochen nette Hostalera ein sehr feines Frühstück. Überhaupt war diese Herberge eine der besten bisher auf dem Jakobsweg.

Um etwa sieben Uhr startete ich zur neuen Etappe. Die Wege empfand ich heute als eher langweilig, da sie über weite Strecken einfach geradeaus führten ohne viel Abwechslung und besondere Ambiance. Allerdings gab es aber auch mit Farnen gesäumte, angenehm zu wandernde Waldwege.

Unterwegs verkaufte eine Frau, die mit einem Privatauto hierhergekommen war, Kokosnussstücke. Sie hatte auch ihre kleine Tochter mitgenommen. Natürlich ging ich nicht weiter, ohne mir einen Schnitz zu besorgen. Man konnte dafür geben, was man wollte. So gab ich einen Euro. Anscheinend war dies mehr als genug, denn sie schenkte mir noch einen zweiten Schnitz dazu.

Bei einem längeren Halt um die Mittagszeit genehmigte ich mir dann eine Cola light und ein Croissant.

Am frühen Nachmittag erreichte ich Juan de Ortega, einen etwas grösseren Weiler. Hier stand ein sehr schönes Kloster, gegründet von einem Jakobswegförderer im 11. Jahrhundert. Das Kloster war recht bekannt. Deshalb endete hier für viele Pilger die heutige Etappe. Dadurch hatten sie genügend Zeit, sich dieses ehemalige Kloster genauer anzusehen. Da ich mich aber noch fit fühlte und es recht früh am Tag war, beschloss ich, weiterzugehen.

Am Nachmittag kam ich in Agés, einem sehr kleinen Dörfchen ohne Einkaufläden, an. Hier gab es zwei Herbergen. Ich wählte jene mit einer integrierten Bar. So musste ich auf jeden Fall schon mal nicht verdursten.

Hier traf ich auch Miguel. Dieser erzählte mir, dass Michel noch etwa zwei Kilometer weiter gegangen sei. Er könne es kaum erwarten, sein geliebtes Burgos zu erreichen.

Nach dem Bezug meiner Schlafstätte machte ich einen kleinen Dorfrundgang. Einige saubere und mit vielen Blumen geschmückte Häuschen hatten es mir besonders angetan. Etwas abseits des Dorfes besichtigte ich eine uralte, wunderschöne kleine Steinbrücke. Im Moment führte der Bach aber kein Wasser und das Bachbett war vollständig ausgetrocknet.

Auf dem Rückweg schaute ich mir am Dorfrand die kleine Kirche an. Diese war ein kleines Schmuckstück. Da sie offen war, setzte ich mich drinnen auf eine Bank. Es war totenstill hier und ich war ganz allein im angenehm kühlen Raum, also ideal zum Nachdenken und Meditieren. Im Gegensatz zum Beginn des Jakobweges genoss ich solche Momente der Stille mehr und mehr.

Nach der Rückkehr zur Herberge setzte ich mich zu anderen Pilgern, die vor der Herberge sassen. Dabei erzählte mir eine 65-jährige deutsche Frau, dass sie bis jetzt schon fünfmal den Camino gegangen sei, unter anderem auch von zu Hause aus. Doch nun sei Schluss und dies sei nun endgültig ihr letztes Mal. Ihre nächste lange Reise werde sie dann wohl ins Jenseits antreten. Dabei wolle sie aber weder in die Hölle noch in den Himmel. Als ich fragte, wohin denn, zuckte sie nur mit den Schultern.

Die Aussage dieser Frau regte mich doch etwas zum Nachdenken an. Nun, die Hölle war wohl wirklich nicht gerade das Gewünschte, aber der Himmel? Vielleicht hatte sie aber auch hier Recht. In einem Himmel ohne Sorgen und Schmerzen könnte es einem ja wirklich mit der Zeit langweilig werden. Was wäre zum Beispiel der Camino ohne gelegentliche Beinschmerzen und Blasen an den Füssen? Im Zusammenspiel von gut und schlecht lag das wirkliche Leben.

Das Nachtessen in der Bar der Herberge nahm ich mit Miguel und Julia, die auch in dieser Unterkunft übernachtete, ein. Da Miguel nur sehr wenig Englisch und Julia kein Französisch sprach, wurde es eine etwas schwierige Unterhaltung. Ich musste dabei jeweils als Übersetzer amten. Und dies war bei meinen kleinen Sprachkenntnissen nicht gerade einfach.

Nach dem Nachtessen setzte ich mich nochmals vor die Herberge. Hier unterhielt ich mich mit Pablo, der aber nur rudimentär Englisch verstand. Er war in Saint Jean gestartet und wollte zu sich nach Hause wandern. Dabei wohnte er eine Tagesetappe nach Santiago in einem kleinen Dorf. Er empfahl mir an seinem Wohnort die Herberge La Luna. Diese Herberge würde von der Mutter seines besten Freundes geführt. Ich sollte ihm vorher nur telefonieren, dann würde er schauen, dass ich gratis in der Herberge übernachten könne. Nun, ohne Bezahlung übernachten wollte ich natürlich nicht. Trotzdem bedankte ich mich bei Pablo für sein nettes Angebot.

Um 22 Uhr ging ich in die Federn. Gerade da legte ein Gewitter los und die Blitze und Donnerschläge folgten jeweils Schlag auf Schlag. Trotzdem fühlte ich mich in dieser gemütlichen Herberge sicher und ich schlief zufrieden ein.

01.09.15
Agés - Burgos
23 km

In dieser Nacht hatte ich einen leichten Angsttraum. Darin wurde mir mein Rucksack mit allen Ausweisen gestohlen. Am Morgen erzählte ich Santiago, der im Stockwerkbett über mir geschlafen hatte, von meinem Traum. Diesem blieb dabei fast der Mund offen stehen vor Staunen. Denn wie er mir erzählte, hatte er genau das Gleiche auch geträumt. Dies war wirklich ein ganz besonderer Zufall.

Kurz nach sieben Uhr nahm ich mit Miguel zusammen den Weg Richtung Burgos unter die Füsse. Nach wenigen Kilometern liefen wir zwar noch gemeinsam, aber einige Meter hintereinander. Als erster traf Miguel auf eine alte Frau. Sie war auch Pilgerin, aber sie kam nur im Schneckentempo vorwärts und wankte bedenklich hin und her. Von weitem sah ich, wie Miguel etwas zu ihr sagte. Als ich die Frau kurz danach auch erreicht hatte, grüsste ich und fragte, ob alles in Ordnung sei und ob ich etwas helfen könne. Denn hier begann ein recht happiger Aufstieg mit relativ schlechten Wegen und so wie sie sich fortbewegte, würde sie das erstmögliche Ziel, das aber doch einige Kilometer entfernt war, heute nie und nimmer erreichen. Auf meine Frage blieb die Frau stumm. Ich versuchte es mit drei verschiedenen Sprachen, aber ohne Erfolg. Sie schaute mich nicht einmal richtig an. Da sie mir keine Antwort geben wollte, setzte ich meinen Weg wieder fort, obwohl mir das Ganze schon etwas merkwürdig vorkam. Als ich Miguel eingeholt hatte und ihn auf diese Begegnung ansprach, erzählte er das Gleiche, was ich auch erlebt hatte. Er hatte ihr ebenfalls seine Hilfe angeboten.

Nun führte der steinige und glitschige Pfad ziemlich steil nach oben. Und schon bald tauchte ich in den Nebel ein, welcher oben am Berg klebte. Nun musste ich meine Pelerine anziehen, da es aus dem dichten Nebel fein zu regnen begann. Oben auf Hochebene Metagrande hatte jemand mit Steinen eine riesige Spirale gelegt. Ich wollte diese fotografieren, aber dazu hätte ich einen Helikopter benötigt, denn vom Boden aus sah man mit der Kamera jeweils nur einen kleinen Teil der Spirale.

Nach der Überquerung der Hochebene ging es wieder talwärts und ich erreichte ein Dörfchen. Da ich viel gefrühstückt hatte, verzichtete ich auf einen Besuch der Bar direkt neben der Strasse. Auch die zweite Bar liess ich links liegen. Es war einfach noch zu früh.

Nun, dies sollte sich rächen. Denn als mich der Durst dann doch zu quälen begann und auch mein Magen sich mit klagenden Lauten meldete, kamen einfach keine Bars oder Restaurants mehr. Es blieb mir nichts anderes übrig, als mit leerem Magen durchzulaufen bis Burgos.

Dabei kam ich zu einer Abzweigung. Hier konnte man einen kürzeren Weg durch das Industriegebiet oder aber den etwas längeren dem Fluss entlang wählen. Ich entschied mich für den Flussweg, da mir Industriegebiete nicht unbedingt zusagten. Aber der Weg zog sich hin und wegen des Flughafens musste man zusätzlich einen Umweg machen. Selbst als ich Burgos erreicht hatte, blieben noch etwa drei Kilometer bis zur Altstadt.

Etwa um halb eins erreichte ich aber doch mein Ziel. Da ich nicht gewillt war, lange nach einer Herberge zu suchen, nahm ich die erstbeste Übernachtungsmöglichkeit wahr. Dies war ein kleines einfaches Hotel zum Preis von 35 Euros für ein Zimmer mit Frühstück.

Nach dem Einrichten hatte ich in der Stadt einiges zu erledigen. Zuerst einmal musste ich wieder einmal mein Bankkonto anzapfen, da ich unterdessen arm wie eine Kirchenmaus war. Weil ich in der letzten Herberge meine Zahnpasta vergessen hatte, musste ich eine neue besorgen. Auch mein Duschmittel ging so langsam zu Ende und für meine Füsse brauchte ich noch „Compeed". Schliesslich waren meine Schuheinlagen defekt und mussten ersetzt werden.

Von zu Hause hatte ich zwei relativ teure Wanderhemden mitgenommen, die schnell trockneten und atmungsaktiv waren. Unterdessen hatte ich aber gemerkt, dass es sich mit einem gewöhnlichen T-Shirt genauso gut wandern liess und auch das Waschen kein Problem darstellte. Zudem fühlte ich mich darin sowieso wohler als in einem Hemd. So kaufte ich zusätzlich zum einen, welches ich schon im Einsatz hatte, zwei neue Leibchen dazu.

Nach dem Einkaufen traf ich bei einer Bar eine Ansammlung von mir bekannten Pilgern. Ich setzte mich zu ihnen und genehmigte mir auch einen Drink. Dabei erwähnte ein Pilger, dass ich schon von Le Puy aus gestartet sei. Dies rief vor allem bei den Spaniern grosse Bewunderung hervor. Aber ich musste ihnen sagen, dass dies nichts Aussergewöhnliches war und sie dies auch könnten. Denn das Absolvieren des Camino war weniger eine Frage der Kondition als vielmehr eine Frage der Füsse, der Beine und der Gelenke. Und dass diese keine Probleme machten, hatte wohl auch mit Glück zu tun.

Etwas später schlenderte ich mit Julia, Josef und der Engländerin Beth ein bisschen durch die Stadt, wobei wir uns noch ein Softeis leisteten.

Gegen Abend ging ich ins Hotel zurück, um noch einige Whatsapps zu schreiben. Um halb sieben traf ich mich mit Gil und den Michels, um in einem Restaurant das Nachtessen einzunehmen.

Nach dem feinen „Dinner" suchten wir in der Stadt den Busbahnhof. Hier ging es zu und her wie auf einem richtigen Bahnhof mit dem einzigen Unterschied, dass hier Busse statt Züge starteten zu allen möglichen Destinationen, unter anderen auch in die Schweiz.

Für Gil war der Camino hier zu Ende und er kaufte sich eine Busfahrkarte für seine Heimreise. Mit diesem Besuch ging der Tag zu Ende. Burgos war zwar eine interessante Stadt, aber ich freute mich schon jetzt wieder auf kleinere Orte, die mir doch besser gefielen und wo es mir wohler war.

02.09.15
Burgos - Hontanas
31,5 km

Nach einer guten Nacht im Hotel und einem feinen Frühstück packte ich meinen Rucksack und machte mich auf den Weg. Zu meiner Verwunderung hatte ich keinerlei Fussschmerzen. Die Füsse fühlten sich nahezu perfekt an.

Nach gut zehn Kilometern legte ich bei einer Bar eine kleine Rast ein, um einen „Cafe con Leche" zu trinken und ein Stück Apfelkuchen zu essen. Neben mir waren noch weitere Pilger hier versammelt. Luana, eine junge Brasilianerin, sah sich mit einem grossen Problem konfrontiert. Unterwegs hatten ihr die Füsse wehgetan und beim jetzigen Halt hatte sie Blasen festgestellt. Dabei merkte sie, dass sie Schuhe von jemand anderem trug. Sie besass zwar die gleichen, aber diese hier waren kleiner. Sie musste also am Morgen die Schuhe verwechselt haben.

Nach langem hin und her telefonieren konnte die wirkliche Besitzerin ausfindig gemacht werden. Wie und wo der Tausch dann stattfand, bekam ich nicht mehr mit, da ich meinen Weg wieder fortsetzte.

Bald erreichte ich die berüchtigte Meseta, die manche Pilger ausliessen und mit dem Bus überbrückten. Für mich gehörte die Meseta aber zu den schönsten Gebieten, welche ich bisher kennengelernt hatte. Auf jeden Fall war es für mich die eindrücklichste Landschaft. Der Weg führte kilometerweit geradeaus und links und rechts sah ich nichts anderes als die goldfarbenen abgemähten Kornfelder und über mir nur noch den blauen Himmel. Nirgendwo war eine Grenze zu erkennen und der Himmel berührte am Horizont die Kornfelder. Ich fühlte mich richtig frei und ohne Zwänge. Diese ganz besondere Einsamkeit, verbunden mit dem Gefühl der Unendlichkeit, liess mich erschauern und machte sich bei mir mit einer Gänsehaut bemerkbar. Ich fühlte mich hier irgendwie mit dem Universum und

„Gott" als Einheit verbunden. Ich hätte noch lange hier wandern können.

Plötzlich aber stand ich vor einer Tafel mit dem Vermerk, dass Hontanas noch einen Kilometer entfernt sei. Doch noch zeigte sich nichts, das auf ein Dorf hinweisen konnte. Plötzlich stand ich aber am Rand einer grossen Mulde. Und darin eingebettet lag ein wunderschönes kleines Dörfchen. Ich wanderte bis zur Kirche hinunter. Dort telefonierte ich den Michels und fragte, wo sie einquartiert seien. Sie erklärten mir, dass ihre Herberge das erste Haus links beim Dorfeingang sei. Für mich hiess das, wieder einige Meter zurückzugehen.

Die Herberge Yupes war in diesem Jahr neu eröffnet worden und hatte alles, was man als Pilger brauchte. Auch Lil, eine australische Englischlehrerin, der ich das letzte Mal in Logroño begegnet war, wollte hier übernachten. Die meisten meiner bekannten Pilger übernachteten dagegen in einer anderen grösseren Herberge.

Nach dem Waschen meiner verschwitzten Kleider besichtigte ich das hübsche Städtchen. Vor einer Bar in der Nähe der Kirche traf ich dann einige Pilger.

Da es aber bald kühl wurde mit nur noch etwa fünfzehn Grad, beschloss ich, zur Herberge zurückzukehren. Hier traf ich auf Denis und Maya, die hier ihren Durst löschten. Sie hatten sich vor 16 Jahren kennengelernt. Denis war der Sänger der Countrylieder am schönen Gesangsabend in Santo Domingo gewesen. Er machte den Camino zum zweiten Mal, für Maya war er aber Neuland. Wir führten ein gutes Gespräch, bis sich die beiden verabschiedeten und ihre Herberge aufsuchten.

Die Michels hatten sich unterdessen für das Nachtessen angemeldet. Ich wollte natürlich auch daran teilnehmen. Aber ich durfte mich nicht zu ihnen und anderen Pilgern im Esssaal setzen, da die Plätze alle schon ausgebucht seien. Obwohl die Michels den Herbergsleiter überzeugen wollten, dass ich zu ihnen gehöre und wir einfach etwas enger sitzen könnten, liess er nicht mit sich reden. So musste ich denn mein vegetarisches Nachtessen alleine oben in der Bar geniessen.

Am Abend verzichtete ich auf den Besuch „meiner Pilgergruppe" in der Comunal, obwohl ich dies eigentlich versprochen hatte, da ich bei den kühlen Temperaturen meine Herberge nicht mehr verlassen wollte. So genehmigten die Michels und ich uns hier, diesmal aber zusammen im gleichen Raum, noch einen kleinen Schlaftrunk.

Obwohl heute 31 Kilometer hatten bewältigt werden müssen, waren meine Füsse in einem recht guten Zustand. Trotzdem zog ich mit der Spritze vor der Nachtruhe noch das angesammelte Brandwasser aus den Blasen heraus.

03.09.15
Hontanas - Boadilla del Camino
28,5 km

Trotz sehr guter Unterkunft hatte ich in dieser Nacht einen etwas unruhigen Schlaf. Um etwa halb vier Uhr erwachte ich, da ich fror, obwohl beide Seidenschlafsäcke schon im Gebrauch waren. Wolldecken konnte ich im Zimmer leider keine entdecken, so dass mir nichts anderes übrigblieb, als mir möglichst warme Kleider überzuziehen.

Nun stellte ich auch noch mit Erschrecken fest, dass ich am Abend vergessen hatte, mein Tagebuch nachzuführen. So beschloss ich, dies jetzt mitten in der Nacht nachzuholen. Zum Glück hatte ich ein Smartphone und brauchte zum Schreiben deshalb weder externes Licht noch einen Tisch. Nachdem ich mein Versäumnis nachgeholt hatte, spürte ich die Kälte nicht mehr und ich konnte wieder einschlafen.

Am Morgen brach ich ausnahmsweise mit den gleichen Kleidern, welche ich im Bett zur Erwärmung angezogen hatte, zur neuen Etappe auf. Andere hatte ich ja nicht zur Verfügung. Zum Wandern waren die kühlen Temperaturen eigentlich gut.

Das Landschaftsbild hatte sich seit gestern nur wenig verändert. Immer noch gab es weitläufige Kornfelder, die aber doch hie und da von einem

Sonnenblumenfeld oder einem Acker unterbrochen wurden.

In einer Bar in einem kleinen Dörfchen traf ich auf eine Gruppe mir bekannter Pilger. Da die wenigen Tische schon besetzt waren, setzte ich mich mit andern Pilgern auf den Boden. Nach dieser Pause ging ich den Weg mit Julia weiter. Wir beide hatten das Heu in Sachen Lebensansichten auf der gleichen Bühne. Nur ihr Amerikanisch war für mich manchmal etwas schwierig zu verstehen und ich musste oft nachfragen, wenn ich etwas nicht verstanden hatte. Dabei war sie aber sehr geduldig mit mir.

Wir wanderten beide gerne zügig und hatten in etwa das gleiche Tempo. Julia arbeitete in Seattle als Krankenschwester. Sie sagte mir, dass sie sich freuen würde, wenn ich einmal mit Elisabeth, meiner Frau, sie in Seattle besuchen käme. Sie würde uns dann die Stadt zeigen. Diese sei wirklich sehr schön. Julia und ich kamen gut voran, obwohl der Wind uns etwas ausbremste.

Schliesslich kamen wir zur kleinen Kapelle San Nicolas. Diese diente als Herberge für Pilger. Wie mir Julia berichtete, würden den Pilgern in dieser Herberge nach alter Tradition die Füsse gewaschen. Eigentlich wollte sie hier übernachten und dies auch erleben. Nun war sie sich aber nicht mehr ganz so sicher, da diese Herberge mitten in der Landschaft stand. Und da es noch sehr früh am Nachmittag war, was sollte sie dann so lange hier machen ohne ein Dorf in der Nähe. Für mich stand jedenfalls fest, ich würde weitergehen.

Wir machten eine Pause und ich liess Julia Zeit, sich zu entscheiden. Und sie hatte wirklich einen inneren Kampf auszufechten. Einmal sagte sie: „Ich bleibe!" Dann wieder: „Ich komme weiter." Irgendwie tat sie mir etwas Leid. Aber ich wollte sie auch nicht zu etwas überreden, was sie später bereuen würde. Nach einer langen Viertelstunde entschloss sie sich dazu, doch mit mir nach Boadilla del Camino zu kommen.

Unterwegs knipste ich noch sehr schöne Fotos von der Meseta. Kurz vor Boadilla telefonierte mir Michel und informierte mich darüber, wo sie zu übernachten gedachten. Julia wollte in der kommunalen Herberge die Nacht verbringen, wo auch andere befreundete Pilger einquartiert waren.

Das Dorf war nicht sehr sehenswert und die Kälte machte das Ganze auch nicht freundlicher. Wenigstens genoss ich mit den Michels zum Nachtessen die feine Pizza mit Salat und Wein.

04.09.15
Boadilla del Camino - Carrión de los Condes
26,5 km

Als ich um sechs Uhr erwachte, war es noch stockdunkle Nacht. Trotzdem machte ich mich bereit und nach einem kurzen Frühstück ging ich los. Zu Beginn wanderte ich dem "Canal de Castilla" entlang. Langsam begann die Morgendämmerung. Allmählich färbte sich der Himmel gelblich und rötlich. Dabei spiegelten sich die noch schwarzen Bäume im rötlichgefärbten Fluss. Ich blieb einige Male stehen, um davon Fotos zu machen. Es war ein grandioser Anblick. Auch andere Pilger genossen dieses morgendliche Schauspiel.

Etwa um acht Uhr überquerte ich eine alte schöne Schleuse. Danach verliess man die angenehme Flusslandschaft. Nun wurde der Kanal durch Strassen ersetzt, das hiess, man wanderte lange auf Wegen neben befahrenen Asphaltstrassen. Dies wurde mit der Zeit doch etwas mühsam.

Eine Stunde später wurde der Himmel Richtung Westen dunkler und dunkler. Als er die Farbe fast in Richtung schwarz gewechselt hatte, wurde ich ein bisschen unruhig, denn ich befürchtete ein starkes Gewitter mit Sturm, da es doch sehr bedrohlich ausschaute. Deshalb zog ich frühzeitig meinen Regenschutz über, da nirgendwo ein Unterstand zu finden war. So war ich dann wenigstens trocken, wenn es plötzlich losgehen sollte. Doch zum Glück kam es nicht so schlimm wie erwartet. Zwar begann es zu regnen und auch der Wind wurde etwas stärker, aber im völlig normalen Bereich. Und bereits zwei Stunden später konnte ich wieder den Sonnenschein unter einem blauen Himmel geniessen.

Bei einer Strassenkreuzung traf ich auf Miguel. Wir wanderten gemeinsam weiter. Da wir Durst verspürten, kam uns die Bar sehr gelegen, die sich unweit vom Weg entfernt befand. Das kleine Gebäude stand inmitten eines grossen Gartens, wo Hühner frei herumliefen und Nahrung suchten. Ein Hund versuchte, mit den Gästen, das hiess einer Brasilianerin und uns, Kontakt aufzunehmen. Miguel als Hundefreund kam dies natürlich sehr entgegen, da er seine eigenen Hunde ja zu Hause hatte lassen müssen und diese schon vermisste.

Vor der Bar standen entlang der Mauer Sitze aus einem Bus oder sonst einem Fahrzeug für Passagiere. Nachdem wir unser Getränk und etwas zu Essen bestellt hatten, setzten wir uns auf die etwas ungewöhnliche, aber sehr bequeme Sitzgelegenheit, wobei die Hühner sich um uns scharrten, um die Brosamen aufzupicken, die von unseren Bocadillos runterfielen. Auch der Hund fand Interesse an Miguels

Schinkenbrot, was sich lohnte, da Miguel ihm doch ein grösseres Stück von seinem Sandwich überliess.

Die Brasilianerin neben uns war gerade dabei, Halsketten herzustellen, welche sie dann später verkaufen wollte. Sie wanderte mit einem kleinen Handwagen entlang des Jakobsweges.

Die ganze Stimmung war sehr friedlich, wenn auch ungewöhnlich. Wir blieben recht lange hier und Miguel und ich waren uns darin einig, dass dies ein sehr angenehmer und sicher unvergesslicher Rastplatz war.

In Carrion de las Condes suchten wir eine Herberge. Die erste hatte kein wl, sodass wir weitersuchten. Schliesslich landeten wir in der religiösen Herberge Espiritu Santox. Diese wurde von netten Schwestern betreut und machte einen sehr sauberen Eindruck. Unser grosses Zimmer hatte etwa zehn Schlafplätze. Aber es waren für einmal keine Etagenbetten.

Etwas später kam überraschend auch Julia in diese Herberge. Mit ihr zusammen machte ich dann einen Dorfrundgang. Wie Pilger uns berichteten, fände um fünf Uhr in einer andern Herberge noch ein gemeinsames Singen statt, wozu alle Pilger eingeladen seien. Wir beschlossen, auch daran teilzunehmen.

Im grossen Vorraum der Herberge versammelten sich um die dreissig Pilger. Junge Leute aus einem Ort in der Nähe hatten diesen Anlass organisiert. Man sang christliche Lieder. Dazwischen „musste" jeder Pilger erzählen, warum er auf dem Jakobsweg unterwegs sei. Dies war sehr eindrücklich. Die Gründe der Pilger dafür waren sehr vielfältig. Jemand war zum Beispiel anwesend, der eine schwere Krankheit hatte und hier auf Heilung hoffte. Ein junger Mann übersetzte jeweils das Gesagte ins Englische und ins Spanische, damit die meisten es verstanden.

Plötzlich schaute Miguel von draussen in den Raum herein. Ich forderte ihn auf, doch auch einzutreten. Da die Plätze auf Stühlen schon alle besetzt waren, musste er sich, wie andere Pilger auch, auf die Treppe setzen.

Nach diesem eindrücklichen Anlass besuchten Miguel, Julia und ich noch das Gitarrenkonzert in der nahegelegenen Kirche. Da sich unsere Begeisterung dafür aber in Grenzen hielt und Miguel noch telefonieren musste, verliessen Miguel und ich diesen Anlass. Julia wollte aber noch bis zum Ende bleiben.

In der Herberge holte mich Pablo und sagte, dass ich mitkommen soll. Ich war gespannt, was nun kommen würde. Dabei stellte sich heraus, dass in der Herbergsküche auch zwei junge Schweizerinnen aus

Graubünden anwesend waren, welche mir der Spanier vorstellen wollte. Nach einem netten kleinen Gespräch, bei welchem ich nach Langem wieder einmal meine Muttersprache anwenden konnte, traf ich mich mit den Michels zum Nachtessen in einem Restaurant. Wie Michel erzählte, war er in jener Herberge ohne wl einquartiert, die wir zuerst auch besichtigt hatten.

05.09.15
Carrión de los Condes - Terradillos de los Templarios
26 km

Am Morgen genossen die Michels und ich das Frühstück zusammen in einer nahen Bar.

Ich ging wieder als erster los. Noch war es dunkel. Bald erreichte ich einen Strassenkreisel. Nun stellte sich für mich die Frage, welcher Weg nun wohl der richtige war. Als ich, durchaus als „Nachtblinder" zu bezeichnen, nirgendwo einen gelben Pfeil entdecken konnte, hatte ich grosses Gottvertrauen und ich wählte einfach den für mich wahrscheinlichsten Weg. Da ich aber unsicher war, ob die Richtung stimmte, schaute ich mehrmals zurück, ob andere Pilger auch kamen. Ja, ich war nicht allein und bald sah ich etwa zwanzig Pilger hinter mir.

Nun war ich sicher, auf dem richtigen Weg zu sein und ich konnte beruhigt weitergehen.

Unterdessen hatte mich Santiago eingeholt und wir setzten den Weg gemeinsam fort. Nach gut zwei Kilometern oder auch etwas mehr kam ein Soldat mit einem Sturmgewehr umgehängt auf uns zu. Wir fragten uns, was dies zu bedeuten hätte. War wohl etwas passiert und wir durften nicht weiter? Der Mann erzählte etwas auf Spanisch, was ich nicht verstand und zeigte in Richtung angrenzendes, abgemähtes Getreidefeld.

Erst als Santiago zu lachen begann, wurde es mir wieder wohler. Der Soldat machte uns nämlich klar, dass dies nicht der Jakobsweg sei, wir aber das riesige Stoppelfeld neben der Strasse überqueren könnten und dann irgendwann wieder den Jakobsweg erreichen würden. Nun musste auch ich lachen. Alle Pilger hinter mir waren mir also blindlings ins „Verderben" gefolgt. Mir kamen dabei natürlich sofort die Lemminge in den Sinn, bei denen sich Ähnliches abspielte. Unterdessen waren die andern Pilger auch alle angekommen.

Nach einigen Diskussionen wählten wir den Weg querfeldein. Nur Michel, der sich auch unter den Verirrten befand, traute der Angelegenheit nicht mehr und wanderte alleine den Weg der Strasse entlang zurück zum Kreisel. Nach einiger Zeit erreichten wir den richtigen Weg, auf welchem andere Pilger unterwegs waren und die sich wohl fragten, woher wir kämen.

Dieses Erlebnis ging mir nicht mehr aus dem Sinn und ich musste deswegen unterwegs mehrere Male laut lachen.

Etwa mittags um zwölf Uhr kam ich wiederum zu einer Kreuzung. Hier konnte man einen längeren schöneren, aber nicht gut markierten oder den normalen gut ausgeschilderten kürzeren Weg wählen. Ich hatte Mühe mich für einen zu entscheiden. Unterdessen kamen auch noch andere Pilger und man diskutierte, welchen Weg man wohl besser nehmen sollte. Schliesslich fanden sich sechs Pilger, die den etwas abenteuerlichen längeren Weg gehen wollten. Darunter waren das argentinische Ehepaar, ein Spanier, Julia, Santiago und ich.

Die Landschaft war wirklich bezaubernd und frei von Häusern und andern menschlichen Spuren. Wir wanderten durch riesige abgemähte Getreidefelder, welche in leicht hügeligem Gelände angelegt waren. Vorerst war die Richtung klar, da man nur dem Weg folgen musste. Bald aber kamen Weggabelungen und hier musste man via Intuition die Richtung wählen. Zwar gab es Steine mit Wegbeschreibungen, oder doch eher Hieroglyphen, die wir allesamt nicht zu deuten wussten. Nach einiger Zeit waren wir überhaupt nicht mehr sicher, auf dem richtigen Weg zu sein und es fielen lustige Bemerkungen über unsere „Orientierungslosigkeit".

Endlich trafen wir bei einer weiteren Abzweigung einen Bauern. Er zeigte zwei weitere mögliche Varianten auf, eine sichere, die ohne Probleme zu bewältigen war und eine etwas kompliziertere, aber dafür schönere. Fünf von uns wählten die Abenteuervariante. Nur der Spanier hatte genug und machte sich alleine auf in Richtung des sicheren Weges. Nun, auch wir erreichten etwas später das Dorf mit dem unendlich langen Namen Teradillos de los Templarios.

Via SMS informierten mich die Michels, wo sie zu übernachten gedachten. In diesem Dörfchen, in dem es weder einen Shop noch ein Restaurant gab, war die doch eher neue Herberge etwas ausserhalb des Ortes gelegen.

Nachdem ich mich geduscht und eingerichtet hatte, machte ich noch einen kurzen Spaziergang ins Dörfchen. Dieser Besuch fiel aber wirklich nur sehr kurz aus, da es hier nichts zu sehen gab. Selbst die Kirche konnte man nicht betreten, da sie mit Brettern verbarrikadiert war.

So verbrachte ich den restlichen Nachmittag im Herbergsgarten, wo sich auch die andern Pilger niedergelassen hatten. Einige führten Gespräche, andere dösten einfach vor sich hin und wieder andere waren mit ihren Smartphones beschäftigt. Dundee aber setzte ihre künstlerische Ader ein. Statt eines normalen Tagebuches zeichnete und malte sie ihren Jakobsweg in ein grosses Heft. Dabei hatte sie dies wirklich im Griff und sie erntete von ihren Mitpilgern viel Lob dafür. Allerdings war diese Arbeit natürlich sehr zeitintensiv. Aber Zeit hatte man heute für einmal mehr als genug.

Als die Michels und ich dann beim Nachtessen an einem Tisch sassen, kam Santiago und setzte sich zu uns. Darüber freuten wir uns sehr, da er die Michels ja nicht so gut kannte und kein Französisch verstand. Beim Essen diskutierten wir dann auch die Frage, ob wir die rund siebzig verbleibenden Kilometer bis León in zwei oder drei Etappen erreichen wollten. Dieses Thema war auch schon am Nachmittag von den andern Pilgern diskutiert worden. Da Miguel im Moment wieder etwas Knieschmerzen plagten, entschlossen wir uns für die 3-Tagesvariante. Natürlich würde dies auch folgen haben, da viele Pilger für diese Strecke nur zwei Etappen brauchen wollten. Und diese Pilger waren dann auf und davon und im besten Fall sah man sie in Santiago nochmals, was sehr schade war. Mit andern Worten, es waren wegweisende Entscheidungen, welche heute gefällt werden mussten. Nach einem gemeinsamen Schlummertrank war Nachtruhe angesagt.

06.09.15
Terradillos de los Templarios - Calzadilla de los Hermanillos
27 km

Wieder einmal war es Sonntag. Und erneut war es auch ein Tag der Entscheidungen. Die heutige Etappe liess zwei Möglichkeiten zu, diese zu absolvieren. Die Michels wollten wie die meisten Pilger den direkten Weg einer befahrenen Strasse entlang gehen. Ich entschloss mich einmal mehr dazu, den etwas weiteren, aber landschaftlich schöneren kennenzulernen. In zwei Tagen würden die Michels und ich uns aber wieder treffen, nur der Ort der heutigen Übernachtung war verschieden. Julia wählte auch meine Variante und wir machten uns deshalb gemeinsam auf den doch eher langen Weg. Wiederum erwarteten uns abgemähte Getreidefelder, unterbrochen von kleinen Wäldchen oder Gebüschen am Wegrand. Hie und da entdeckten wir auch schon die ersten Herbstvorboten, nämlich die violett-rosafarbenen Herbstzeitlosen. Das Gebiet war äusserst ruhig und wir begegneten unterwegs nur sehr wenigen Pilgern.

Überraschenderweise kam uns plötzlich ein Polizeiauto auf der staubigen Naturstrasse entgegen. Wir neigten nach einigen Deutungsversuchen schliesslich zur Annahme, dass die Polizei mit dieser

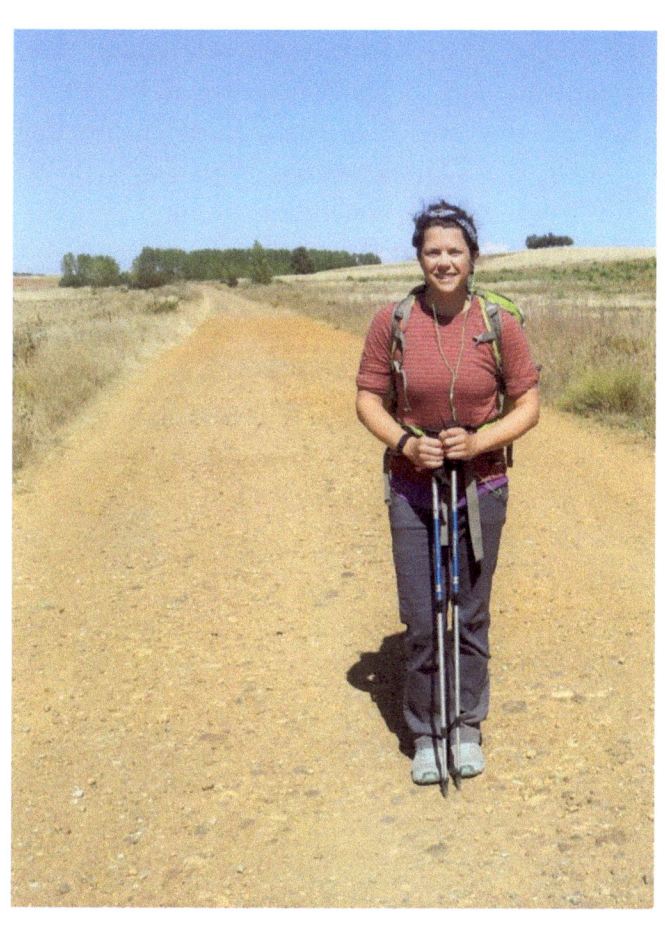

Julia unterwegs nach Calzadilla de los Hermanillos

Kontrollfahrt die Route für die Pilger sicherer machen wollte, da das Gebiet schon sehr einsam war. Da wir beide eher „Schnellläufer" waren, kamen wir gut voran und erreichten schon Mitte Nachmittag Calzadilla de los Hermanillos.

Wir wählten die Unterkunft Camino de Santiago. Hier hatte es nur für wenige Pilger Platz. Nebst Julia und mir übernachteten hier ein älteres englisches Ehepaar und noch ein paar Solopilger, unter anderen eine junge, etwa 1,90 m grosse Frau. Dabei konnte ich mir beim besten Willen nicht vorstellen, wie sie hier schlafen konnte, denn die Betten waren kaum mehr als 1,70 m lang. Selbst ich mit meinen nur 1680 Millimetern konnte mich darin kaum ausstrecken.

Für mich gab es aber auch ein grosses Problem. Mir wurde nämlich ein oberes Etagenbett zugewiesen. Dies war an sich nicht schlimm, aber es fehlten seitliche Begrenzungen. Mit andern Worten, sollte ich mich in der Nacht zu stark nach links drehen, folgte ein Sturz aus etwa zwei Metern Höhe. Und dabei war ich doch wirklich gewillt, den Camino fertigzulaufen und nicht schon hier zu beenden. Mein Hirn lief auf Hochtouren, um eine Lösung für dieses Problem zu finden. So fragte ich die Herbergsleiterin um ein Brett, das ich vielleicht zwischen Matratze und Bettgestell einklemmen konnte. Die gute Frau hatte aber überhaupt kein Musikgehör, lachte nur und sagte, dass hier bis jetzt noch nie ein Pilger aus dem Bett gefallen sei. Nun, das war für mich wirklich eine sehr grosse Beruhigung.

Da mich unterdessen der Hunger zu plagen begann, genoss ich mit Julia zusammen in der zweiten Herberge des Ortes ein gutes Pilgermenu.

Nach dem Duschen und den andern rituellen täglichen Arbeiten besuchten wir den einzigen Laden im Dorf, um uns das Essen für morgen zu besorgen, denn laut Wanderführer gab es auf der morgigen Strecke weit und breit keine Einkaufsmöglichkeit. Der „Miniladen" wurde von einem sehr kleinen, nur etwa 1,45 m grossen älteren Mann geführt. Aber was ihm an leiblicher Grösse fehlte, machte er mit seiner Zuvorkommenheit und Freundlichkeit mehr als wett. Dabei konnte Julia auch einige Worte mit ihm sprechen, da sie etwas spanisch sprach. Beim Verlassen des Ladens begleitete er uns zur Türe und wünschte uns einen weiteren guten Camino.

Nach der Besichtigung des kleinen Dörfchens gingen wir zurück zur Herberge. Gegen Abend wurde das Nachtessen zum Thema. Julia machte dabei den Vorschlag, dass wir nochmals unseren Freund im kleinen Einkaufsladen beglücken und uns dort etwas für das Nachtessen besorgen könnten. Gesagt getan und wir kauften Brot, Käse, Tomaten, Pfirsiche und natürlich Wein.

Auf einem Bänklein in einem hübschen Park unweit unserer Herberge genossen wir das feine Essen unter freiem Himmel.

Den Rest des Abends verbrachten Julia und ich auf einem weiteren Spaziergang durch das Dorf. Unterdessen brach die Dämmerung herein und der Himmel Richtung Westen verfärbte sich dunkelrot. Gerade als wir dabei waren, dieses schöne Schauspiel zu fotografieren, holte ein Bauer mit seinem Hirtenhund die Schafe auf dem Feld ab. Wie auf einer Prozession trampelten sie durch die engen Dorfgassen, um schliesslich in einem grossen Tor zu verschwinden.

07.09.15
Calzadilla de los Hermanillos - Mansilla de las Mulas
25 km

Und es kam, wie es kommen musste. Meine Angst vor einem Sturz aus dem Bett verhinderte diese Nacht einen guten Schlaf. Die ganze Zeit versuchte ich, mit Kissen und anderen Dingen, eine Barrikade zu errichten, welche mich hindern sollten über den Bettrand hinauszugelangen. Ich überlegte mir sogar, ob ich die Matratze nehmen und auf dem Küchenboden schlafen sollte. Aber damit wäre natürlich am

Morgen für Gelächter gesorgt gewesen. So liess ich diese Idee wieder fallen, aber ich schwor mir, nie mehr oben in einem Stockwerkbett ohne „Gitter" zu schlafen. An dieser Stelle sei noch erwähnt, dass meine Befürchtungen nicht ganz unbegründet waren, da mir andere Pilger später von solchen Stürzen berichteten, die sie selber hatten miterleben können.

Nach dem Frühstück startete ich mit Julia zur neuen Etappe. Der Himmel war wolkenlos und die Temperaturen angenehm. Wir wanderten durch weitläufige Stoppelfelder. Diese waren unterlegt mit rotbrauner Erde. Auch die Wege hatten dieselbe dunkle Farbe. Hie und da sah man grosse Strohräder auf den Getreidefeldern stehen. Irgendwie war die Landschaft zwar etwas monoton. Aber gerade diese Monotonie verbunden mit totaler Ruhe war es ja, die mich faszinierte und mich ebenfalls zu tiefer Ruhe kommen liess. Ich erinnerte mich an ein Buch vom Jakobsweg mit dem Titel: Beten mit den Füssen. Ja, dieser Satz gab meine Stimmung sehr gut wieder.

Wie schon gesagt, wanderte ich zusammen mit Julia. Allerdings hiess das nicht, dass wir die ganze Zeit nebeneinander am „Quasseln" waren. Zwar blieben wir zusammen, aber oft hintereinander mit etwa fünfzig bis hundert Metern Abstand. Wir beide liebten es, auch alleine zu wandern und uns dabei in Gedanken hängen zu lassen. Natürlich gingen wir manchmal auch nebeneinander und führten Gespräche.

In der Nähe unseres Weges führte eine Zeitlang eine Eisenbahnlinie vorbei. Dabei stand mitten im Niemandsland ein kleiner, schon etwas verfallener Bahnhof, der nicht mehr benützt wurde. Mir kamen dabei die Poststellen in der Schweiz in den Sinn, die auch immer mehr wegrationalisiert wurden, um Geld zu sparen.

Plötzlich hatten wir die Idee, gemeinsam Popsongs zu singen. Es war gar nicht so einfach, beiden bekannte Lieder zu finden. Mit Simon und Garfunkel, Bob Dylan und anderen verging die Zeit dann im Flug. Kurz vor unserem Etappenziel legten wir noch eine Rast ein, bei der wir uns mit dem gestern geposteten Mittagessen stärkten.

Da erreichte mich eine SMS von Miguel. Er liess mich darin wissen, wo er und Michel übernachten würden. Dabei hätten sie für mich auch einen Platz reserviert. Julia ihrerseits hatte wieder die Absicht, in der kommunalen Herberge zu schlafen.

Da ich etwas Mühe bekundete, meine Herberge zu finden, kam mir Miguel entgegen, um mich abzuholen. Und dies war wirklich eine nette Geste.

Nach dem Bezug meines Zimmers ging ich ins Dorf, wo ich mit andern Pilgern etwas trank. Dabei fiel mir Joan auf, da sie seit unserem letzten Zusammentreffen im Gesicht und an den Armen viele rote

Pickel bekommen hatte. Auf meine Frage nach der Ursache liess sie mich wissen, dass sie in der letzten Herberge von Bettwanzen heimgesucht worden war.

Etwas später machte ich noch einen Spaziergang durchs Dorf. Vor der Kirche traf ich auf Mirjam aus Deutschland. Irgendwie kam mir ihr Gesicht bekannt vor und ich überlegte, wo ich sie früher schon einmal gesehen hatte. Sie wusste es noch. Wir waren uns beim Liederabend in der Herberge in Carrion de las Condes begegnet. Dort war sie links von mir gesessen und hatte etwas Schüttelfrost gehabt, da es recht kalt gewesen war im Raum. Deshalb hatte ich ihr meine Jacke ausgeliehen.

Mirjam hatte eben ihr Gesangsstudium abgeschlossen und suchte nun einen Arbeitsplatz. Sie liebte Musik über alles, vor allem Tschaikowsky. Auf dem Bänklein vor der Kirche sprachen wir nun etwa eine Stunde lang über Gott und die Welt. Das Gespräch war sehr interessant. Unter anderem versuchten wir einander unser Gottesbild zu erklären. Auch diskutierten wir die Frage, weshalb auf dem Jakobsweg früher so viele Pilger umgebracht wurden, obwohl sie für ihren Gott unterwegs waren. Warum liess Gott Kriege und so viel Elend auf unserer Erde zu?

Um 19 Uhr gingen die Michels und ich essen. Bald gesellten sich noch vier Frauen zu uns, unter andern auch Lil aus Neuseeland, die ich ja schon kannte. Nach dem Nachtessen kehrten wir bald zu unserer Herberge zurück. Da wir etwas froren, verzichteten wir heute auf einen Schlummertrunk und verschoben diesen auf morgen.

08.09.2015
Mansilla de las Mulas - León
20 km

Heute stand nur eine kurze Etappe auf dem Programm. Dies war sehr gut, da ich so genügend Zeit haben würde, León als letzte Grossstadt vor Santiago noch etwas kennenzulernen.

Die nette Herbergsmutter verabschiedete mich mit einer herzlichen Umarmung. Dann ging es los. Nach Mansilla de las Mullas überquerte ich zuerst eine grosse schöne Steinbrücke. Der Weg nach León war danach aber nicht mehr gerade erbauend. Oft wanderte ich entlang von oder auf Strassen. Da die Etappe relativ kurz war, war dies aber erträglich.

Kurz vor León musste ich auf einer sehr interessanten, gewundenen blauen Eisenbrücke die Autobahn überqueren. Danach führte der Weg nach León hinunter. Allerdings musste zuerst der Vorortsbereich durchwandert werden. Hier machte ich noch eine kurze Pause in einer Bar, bevor ich um etwa elf Uhr die eigentliche Stadt erreichte.

Unterdessen war auch Miguel angekommen und wir legten die letzten Meter gemeinsam zurück. Plötzlich wurden wir an einem Stand von etwa fünf Leuten begrüsst. Sie waren vom Verkehrsverein von León und fragten uns, woher wir kämen und wohin die Reise gehen würde. Unsere Angaben schrieben sie auf Listen auf. Wir erhielten auch noch einen Stadtplan und Adressen von den Herbergen hier. Zum Abschluss offerierten sie uns ein Stück saftigen Zitronenkuchen, der ausgezeichnet schmeckte und von dem ich eigentlich noch mehr hätte essen können. Nun, dies war wirklich ein grossartiger und unerwarteter Empfang. Hier wurde man als Pilger geschätzt und dies war ein sehr gutes Gefühl.

Trotz Plan hatten wir anschliessend Mühe, die von Michel reservierte Herberge zu finden. Nach dem Einrichten in der doch noch gefundenen Herberge machte ich einen Stadtrundgang. Da ich Hunger hatte, kaufte ich mir eine Pizza. Ich musste recht lange warten, bis ich diese ausgehändigt bekam. Dafür war diese dann aber riesig.

Vor der Pizzeria traf ich auf Joan und Julia. Joans Wanzenhinterlassenschaften, die roten Saugpunkte, waren allmählich am Abklingen. Joan war gerade unterwegs, um neue Schuhe zu kaufen und Julia begleitete sie dabei. Da meine Pizza viel zu gross war für mich alleine, bot ich ihnen ein Stück davon an. Sie hatten aber eben auch etwas gegessen und lehnten mein Angebot deshalb dankend ab.

In diesem Moment kam eine spanische muslemische Frau mit einem etwa sechsjährigen Kind vorbei. Ich hielt sie an und offerierte dem Knaben ein Stück von meiner Pizza. Der Knabe wollte sofort zugreifen, doch seine Mutter zog ihn weg. Als ich sagte, dass kein Fleisch darin sei, durfte ich dem Knaben doch von meiner Pizza abgeben und er begann sofort eifrig davon zu essen.

Nun besuchte ich noch die Kathedrale von León. Diese gefiel mir sehr gut mit den schönen farbenprächtigen Glasfenstern. Auch sonst war sie für mich als „Kunstlaie" eine der schönsten Kirchen auf dem Jakobsweg. In einem Restaurant am Rande des Kirchplatzes begegnete ich wieder Julia und Joan und dazu noch Josef, dem deutschen Computerfachmann. Ihn hatte ich einige Tage nicht mehr gesehen. Er erzählte mir, dass er einen Tag Pause eingelegt habe. Dabei sei er aber mit Leuten zusammengekommen, die ihm überhaupt nicht gepasst hätten und die andauernd am Stänkern gewesen seien. So habe er heute einen längeren Weg auf sich genommen, um wieder auf „unsere Linie" zurückkehren zu können. Und hier fühle er sich wieder wohl.

Um halb acht ging ich wie meistens mit den Michels essen. Und zu guter Letzt genehmigten wir uns vor dem Schlafengehen noch den 43-er Schnaps, den wir gestern auf heute verschoben hatten.

09.09.2015
León - Hospital de Orbigo
37 km

Heute stand eine für mich sehr lange Etappe auf dem Programm. Deshalb hiess es auch früh aufstehen. Anfangs wanderte ich streckenweise mit Miguel zusammen. Einige Zeit später verloren wir uns dann aber aus den Augen.

Das Wetter war wechselhaft, einmal leicht bewölkt, dann wieder eitel Sonnenschein, also ideales Wetter für den Camino.

Auf dem ersten Wegabschnitt, der auf Asphaltstrassen zurückgelegt werden musste, bemerkte ich eine runde Verkehrstafel am Strassenrand, auf der ein freundliches Gesicht aufgemalt war. Diese sah sehr lustig aus und liess mich schmunzeln. Wahrscheinlich war da wieder einmal ein übermütiger Pilgers am Werk gewesen. Solche kleine Episoden waren mir natürlich immer sehr willkommen.

Bei einer Abzweigung in einem kleinen Dorf stand ein Früchtestand. Selbstverständlich deckte ich mich mit Früchten ein, diesmal mit einer Banane und zwei Pfirsichen. Die Pfirsiche waren zum Verzehr gleich an der Reihe. Allerdings wurde ich enttäuscht. da sie eher trocken waren und ich schon bessere gegessen hatte.

Die Vegetation wurde immer karger. Gelbbräunliche Wege führten durch Äcker, ausgedorrte Wiesen und kleine Baumgruppen.

Mit der Zeit spürte ich meine Füsse. Und mit jedem Meter nahm die Intensität zu. Allmählich machte ich mir Sorgen, ob ich das heutige Etappenziel in „Hospital" überhaupt erreichen würde. Als ich nachschaute, ob neue Blasen entstanden waren, konnte ich mit Erleichterung feststellen, dass dies nicht der Fall war. Für mich war das gleichzeitig ein neuer Motivationsschub.

Nun musste ich wieder einmal einer Asphaltstrasse folgen. Plötzlich sah ich ein Auto, welches in einen Feldweg abbog, kurz anhielt, um danach wieder denselben Weg zurückzufahren. Und gleich darauf hatte ich einen Begleiter. Ein mittelgrosser, brauner Hund folgte mir nun nämlich auf Schritt und Tritt. Wahrscheinlich war er mit dem eben bemerkten Auto hergefahren und hier ausgesetzt worden. Ich war nun für einige Kilometer Besitzer eines Hundes. Dabei mussten einige Autos abrupt bremsen, um diesen nicht zu überfahren.

Zum Glück kam mir ein einheimischer Mann entgegen. Ich erzählte ihm von diesem Hund. Er versuchte ihn zu fangen, was ihm auch gelang. Für mich schien diese Angelegenheit damit erledigt, und ich war froh, meinen Weg alleine fortsetzen zu können. Doch meine Freude währte nur kurz, denn schon war der Hund wieder bei mir und der Mann war verschwunden.

Etwas später kamen wir zu einer mit hohem Maschendraht eingezäunten Kuhweide. Und irgendwie schaffte es der Hund, in diese hineinzugelangen. Nun war aber bald der Teufel los. Die Kühe hatten den Eindringling schnell entdeckt und stürzten auf ihn zu. Für den armen Hund begann nun eine lange Flucht, bei der der Hund verzweifelt einen Ausgang aus dem Zaun suchte, diesen aber nicht fand. Da ich keine Idee hatte, wie ich ihm helfen konnte, schaute ich noch etwas zu in der Hoffnung, dass das Ganze gut ausgehen würde. Aber schliesslich musste ich weiter.

In einer Bar etwa sechs Kilometer vor meinem Etappenziel ruhte ich mich etwas aus und bestellte eine „Tortilla Francesa". Da trafen auch Miguel und Nadja, eine Australierin, die ich von einer früheren Etappe her schon kannte, ein. Miguel hatte einen Bärenhunger beisammen und als er meine Tortilla sah, bestellte er für sich gleich zwei davon. Dabei erzählte er mir, dass Michel den direkten Weg nach

Hospital gewählt habe und für uns seine gute Herberge suchen würde.

Nach dem Essen machten wir uns für das letzte Teilstück gemeinsam auf den Weg. Nadja, Miguel und ich waren auf dieser langen Etappe nun doch ein bisschen an unsere Grenzen gestossen, so dass wir die letzten Meter sehr gemütlich angingen und das Mundwerk mehr Einsatz hatte als die Beine. Es war immer gut, den letzten Teil einer Etappe mit andern Pilgern zusammen zu absolvieren, da man sich dann gegenseitig aufmuntern konnte, wenn die Kräfte nachliessen. So erreichten wir Hospital de Orbigo gemeinsam.

Bevor es ins kleine Städtchen hineinging, war eine wunderschöne Steinbrücke zu überqueren, die sage und schreibe 16 Rundbogen hatte, wobei der Fluss nur zwei davon beanspruchte.

Unsere Herberge hatte ihren Platz nicht weit entfernt von der Brücke. Nadja entschloss sich dazu, bei uns in der gleichen Unterkunft zu übernachten. Michel erwartete uns schon auf dem Sitzplatz vor der Herberge.

Bei einem kleinen Rundgang im Städtchen traf ich dann noch auf Josef, der gerade - auch geschafft - angekommen war. Er fragte mich, wo ich einquartiert sei. Auf meine Empfehlung hin wollte er auch in meiner Herberge übernachten.

Am Abend besuchten wir für das Nachtessen das Städtchen. Auch Josef entschloss sich mitzukommen. Nadja, welche wir auch dazu eingeladen hatten, fühlte sich müde und wollte nur noch in der Herberge etwas Kleines essen, dann aber gleich ins Bett gehen.

Beim Essen war das Gespräch wieder einmal sehr schwierig, da die Michels kein Deutsch und Josef kein Französisch verstanden.

10.09.15
Hospital de Orbigo - Astorga
18 km

Für heute hatte ich nur achtzehn Kilometer geplant. Nach der langen Etappe von gestern war dies für mich ein Katzensprung. Aus diesem Grund hatte ich auch keine Eile loszugehen. Das Wetter war prächtig und doch nicht allzu warm.

Die ersten Meter wanderte ich mit Miguel, wobei man unser Tempo als gemütlich bezeichnen konnte. Kaum hatten wir Hospital durchquert, fiel uns eine Informationstafel des Tourismusbüros auf. Zu den Informationen über die Region hatten Pilger noch ihre eigenen Gedanken „verewigt". Ein Pilger hatte geschrieben: „Real pilgrims walk in silence" (richtige Pilger wandern ruhig). Ein anderer Pilger hatte seine eigene Antwort darauf parat und schrieb daneben: "But if you have peace inside, you do not care about noise" (Aber wenn du in dir Frieden hast, regst du dich nicht auf über den Lärm). Obwohl diese Tafel eigentlich nicht dazu bestimmt war, von andern beschrieben zu werden, regte dieses Gekritzel doch zum Nachdenken an und man wurde herausgefordert, zu diesen Aussagen selber Stellung zu nehmen. Miguel bestätigte die erste Aussage. Ich selber glaubte, beide hatten recht. Es gibt manchmal nicht nur eine richtige Meinung, je nach Blickwinkel können es auch mehrere sein. Sicher hatten sich auch schon Pilger über diese „Schweinereien" (besudeln fremden Eigentums) aufgeregt. Aber auch hierbei gab es eben wieder zwei Ansichtsmöglichkeiten. Oft war es einfach eine Frage der Prioritäten.

Nach diesem kurzen Zwischenhalt führte der Weg durch tonfarbene Landschaften mit wildem ausgedörrtem Grasland, unterbrochen von Büschen, kleinen Waldstücken oder einigen freistehenden Bäumen. Dabei fehlten aber auch nicht die schon bekannten, grossen Getreidefelder.

Unterwegs kaufte ich mir an einem Stand, der von einem Studenten geführt wurde, noch eine Banane. Man konnte geben, was man wollte. Da ich nur ein Zweieurostück Kleingeld hatte, opferte ich dieses und genoss die doch etwas teuer bezahlte Frucht. Der junge Mann sah das mit meiner Gabe wohl ähnlich und offerierte mir noch ein Gratisgetränk, wobei wir miteinander ins Gespräch kamen. Er verdiente sich hier etwas für sein Studium und war auch selbst schon als Pilger auf dem Jakobsweg gewesen.

Als andere Pilger hinzukamen und auch etwas kaufen wollten, verabschiedete ich mich von ihm und setzte meinen Weg fort. Und es waren heute wirklich sehr schöne Naturwege zu absolvieren.

Einige wenige Kilometer vor Astorga erreichte ich einen grossen Rastplatz. Hier gab es einen festen Stand neben einer kleinen Holzhütte. Etwa zwanzig Pilger machten hier Pause und tranken oder assen noch etwas. Auch Julia, Manuel, Joan und andere bekannte Gesichter waren darunter. Nebendran auf sandigem, hellbraunem Boden hatte jemand mit mehr als hundert Steinen eine Spirale ausgelegt. Diese war nicht so gross wie jene, welche ich auf einer Hochebene gesehen hatte. Dafür war sie übersichtlicher. Eine Pilgerin nützte die Pause, um die Spirale von aussen nach innen abzuschreiten. Und das Symbol der Spirale gehörte wirklich zum Jakobsweg. Es waren hier sehr viele Pilger, die wollten auf dem Camino, wie die besagte Pilgerin es gehend vormachte, zum eigentlichen Zentrum ihrer Persönlichkeit vordringen und sich besser kennenlernen. Und dies war durch das freie Leben hier ohne Stress und Lärm einfacher als im hektischen Alltagsleben.

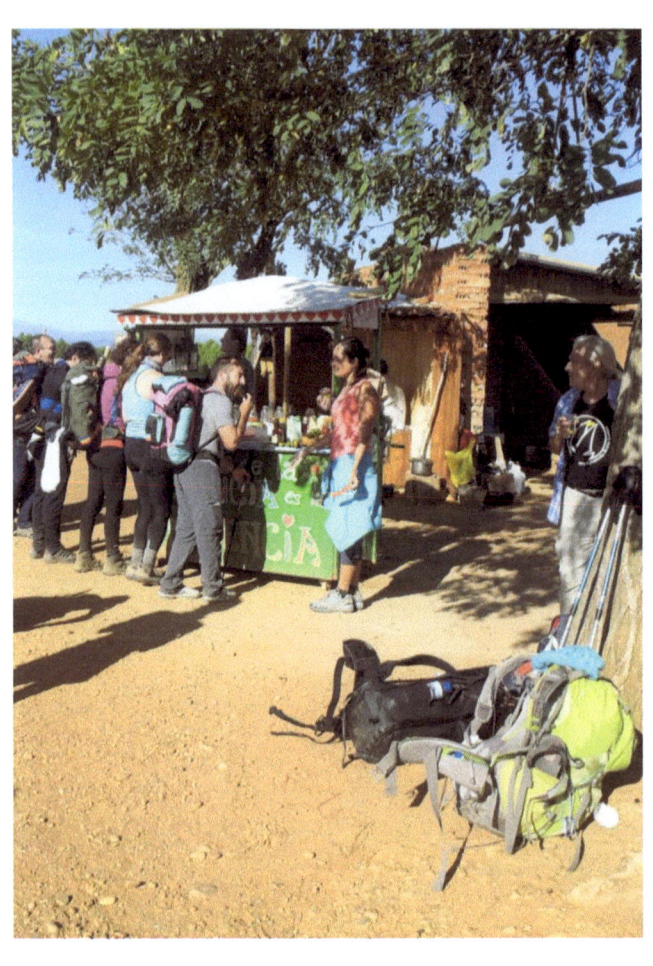

Durstige und hungrige Pilger

Bevor es nach Astorga hinunter ging, begegnete ich am Wegrand einem Mann, der auf einem Stein sass und auf einer Gitarre spielte. Ich unterbrach meine Wanderung und hörte ein Weilchen zu. Auch andere Pilger genossen hier diesen wirklich friedlichen Moment in der freien Natur.

Trotz meines Bummelns erreichte ich bereits um die Mittagszeit die kleine Stadt Astorga. Hier traf ich auch wieder auf Miguel und Michel. Unsere Herberge war nur wenige Meter von der Kathedrale entfernt, doch wir hatten trotz Plan Mühe, diese zu finden. Da mir die Suche etwas zu lange dauerte, fragte ich, und dies mit meinem wenigen Spanisch, einen Passanten nach der Herberge. Dieser war sehr nett und dank seiner Hinweise standen wir wenig später vor unserer Unterkunft.

Nach dem Duschen und Waschen der Kleider schaute ich mir die sehr schöne Kathedrale an. Wenige Meter daneben befand sich ein Museum mit Fundgegenständen aus der Römerzeit. Trotz Eintrittsgeld liess ich mir dies nicht entgehen und es hatte sich auch gelohnt. Das berühmte Schokoladenmuseum hier am Ort liess ich als Schweizer aber aus, da ja, wie ich von einigen Pilgern gehört hatte, die Schweizer Schokolade sowieso die beste war!?

Etwas später plagte mich Durst und Hunger und so setzte ich mich zu Pilgern in ein Restaurant auf dem Plaza Major. Hier hatte es unter Sonnenschirmen Tische und Stühle im Freien. Ich ass eine „Tortilla Francesa" mit Oliven. Anna, die Ungarin, sah meine Tortilla spezial und bestellte gleich auch eine davon, da sie Oliven auch sehr mochte. Einige Pilger waren sich nicht einig, ob sie in Astorga bleiben oder heute noch weiter wandern wollten. Schliesslich entschloss sich etwa die Hälfte der Pilger dazu, die frühe Zeit und den schönen Tag noch zu nutzen um weiterzukommen. Heute war also wieder einmal so ein Entscheidungstag, welcher festlegte, mit wem man unterwegs war.

Nach diesem Restaurantbesuch und der Verabschiedung der weiterreisenden Pilger ging ich als erstes in die Stadt, um mir ein paar neue Socken zu kaufen. Der Laden wurde von einem Schweizer Ehepaar geführt und die Bedienung und Beratung waren sehr gut, allerdings leider auch die Preise.

Den Rest des Nachmittags verbrachte ich auf einem Bänklein auf dem Plaza Major, einem wunderschönen Platz geschmückt mit vielen Blumen. Dabei genoss ich den Sonnenschein und schaute dem regen Treiben der Menschen zu.

11.09.15
Astorga - El Acebo
37 km

Für mich war heute früh Tagwache. Ich merkte schnell, dass meine Füsse und Beine gut drauf waren. Mein geplantes Etappenziel lag 26 Kilometer entfernt. Dank dem frühen Loswandern wurde ich wieder einmal mit einem farbenprächtigen Sonnenaufgang belohnt.

Unterwegs sah ich plötzlich entlang des Jakobsweges ein grosses Polizeiaufgebot. Dabei hatten die Polizisten Wärmekameras im Einsatz. Es kreiste auch ein Helikopter über dem Gebiet. Und wie mir ein Pilger, der in einer Herberge in einer Ortschaft nach Astorga übernachtet hatte, berichtete, war dort die ganze Nacht über schon der Teufel los gewesen. Im Frühling dieses Jahres sei eine asiatische, etwa 35-jährige Pilgerin, spurlos verschwunden und diese werde nun, vielleicht durch einen neuen Hinweis, fieberhaft gesucht. Diese Mitteilung und das ganze Drum und Dran gaben mir schon etwas zu denken. Vielleicht stand ja auch das Polizeiauto, welchem Julia und ich mitten in der Landschaft begegnet waren, in einem Bezug zu diesem Fall. Ich war mir auch sicher, dass die Spanier alles daran setzten, diesen Fall aufzuklären und versuchten, solchen Ereignissen vorzubeugen, da das Ausbleiben von Pilgern für viele kleine Dörfchen wohl das „Aus" bedeuten würde.

Nach etwa 500 Höhenmetern auf schmalen Pfaden und Waldwegen und nur einer kurzen Rast meinerseits, erreichte ich schon vor halb eins mein Etappenziel in Foncebadon. Ich hatte mir im Voraus hier ein Dörfchen vorgestellt. Aber zu meiner Enttäuschung war es eigentlich nur ein Weiler mit wenigen Häusern. Und was sollte ich bis am Abend hier unternehmen? Da war doch eher Langeweile angesagt. In der einzigen Bar, die ich finden konnte, trank ich eine Cola.

Danach telefonierte ich den Michels, die etwa eine Stunde hinter mir waren und sagte ihnen, dass ich noch etwa elf Kilometer weiter gehen würde nach El Acebo. Die Michels besprachen sich kurz und entschlossen sich dann dazu, mir auch bis dahin nachzufolgen. Natürlich freute mich dieser Entscheid und da ich vor ihnen am neuen Ort ankommen würde, wollte ich dieses Mal für sie reservieren.

Einige Zeit später sah ich von weitem schon den kleinen Hügel mit dem „Cruz de Ferro", einem Eisenkreuz auf einer Holzstange. Hier legten Pilger jeweils einen Stein nieder, den sie von zu Hause mitgenommen hatten. Damit wollten sie ihre Sorgen hier liegenlassen, um dann frei davon Santiago erreichen zu können. Auch Wünsche wurden hier deponiert.

Ich wollte auch meinen Stein aus dem Rucksack nehmen. Aber soviel ich auch suchte und dabei sogar meinen Rucksack leerte und umkehrte, ich konnte diesen meinen Stein beim besten Willen nicht mehr finden. Er musste irgendwann verlorengegangen sein. So schrieb ich denn einen für mich wichtigen Wunsch auf einen Zettel. Diesen legte ich unter einen der vielen Steine.

Danach setzte ich mich auch noch ein Weilchen hier hin, um die besondere Stimmung, die von diesem Ort ausging, nachzuempfinden.

Auf dem weiteren Weg begegnete ich noch Pablo, Maximilian und Luana.

Als ich in El Acebo ankam, wurde ich von mir bekannten Pilgern, welche am Dorfeingang vor einer Bar sassen, fast wie ein Sieger bei einem Einlauf eines Marathons, frenetisch begrüsst. Dies war für mich ein sehr eindrückliches Erlebnis. Ich fühlte mich in dieser Gruppe akzeptiert und angenommen. Natürlich setzte ich mich auch zu ihnen. Dabei waren auch all jene Pilger, die gestern noch weitergelaufen waren. Sie hatten somit heute nur eine kurze Strecke zurückgelegt, was auch der Grund dafür war, dass sie schon ein Weilchen hier sassen. Auch weitere Pilger, unter anderen die Michels, kamen etwas später in den Genuss einer solch herzlichen Begrüssung.

Bevor die Michels hier eintrafen, hatte ich aber noch eine gute Herberge für uns gefunden. Zuerst hatte ich zwar in der Herberge der andern Pilger reservieren wollen. Doch da hatte es nur noch einen freien Platz gehabt, was für die Michels und mich eindeutig zu wenig gewesen wäre. Die von mir danach gefundene Herberge lag am Ende des sehr hübschen kleinen Dorfes und war neu. Allerdings konnte man hier kaum von einer Herberge sprechen, da es einem Hotel gleich kam. In der Casa del Peregrino, so hiess die Herberge, genossen wir dann für zehn Euros ein perfektes Nachtessen. Auch die Übernachtung für ebenfalls zehn Euros liess nichts zu wünschen übrig. Den Sonnenuntergang erlebte ich dann noch mit andern Pilgern zusammen.

Da es aber unterdessen recht kühl geworden war, verabschiedete ich mich bald und ging, wie auch die Michels, früh zu Bett, da wir an diesem Tag doch einiges geleistet hatten und nun rechtschaffen müde waren.

12.09.15
El Acebo - Cacabelos
31 km

Beim feinen Frühstück sagte Miguel zu Michel, der ja sonst meist für die Unterkunft besorgt war, dass er sich ab jetzt sehr zusammenreissen müsse bei der Herbergssuche, um diesen hohen Standard, den ich mit dieser Herberge gesetzt hatte, aufrechtzuerhalten. Im andern Fall würde er abgesetzt und ich zum „Chef Herberge" ernannt. Natürlich war dies nur ein Scherz, der aber zu lachen gab. Das Ziel unserer heutigen Etappe war Ponferrada. Da vor uns ein Abstieg in schwierigem, steinigem Gelände bevorstand, starteten wir erst um acht Uhr, da es vorher noch dunkel und deshalb gefährlich war. Man hätte schnell einmal einen Fuss verstaucht.

Nach etwa einer halben Stunde kam mir in den Sinn, dass heute Samstag war. Jeweils an diesem Tag ging meine Frau Elisabeth mit Bekannten in einem Restaurant frühstücken und ich wollte ihnen via Whatsapp noch eine Nachricht und ein paar Bilder zukommen lassen. Während des Wanderns tippte ich meine Botschaft ein.

Nach einiger Zeit bemerkte ich, dass erstens keine gelben Pfeile mehr kamen und zweitens hinter und vor mir keine Pilger mehr zu sehen waren. Da wurde mir klar, dass ich während des Schreibens eine Abzweigung verpasst haben musste. So blieb mir nichts anderes übrig, als denselben Weg wieder hochzusteigen. Nach gut zwei Kilometern hatte ich die Abzweigung gefunden und nahm mir vor, nie mehr gleichzeitig zu wandern und zu schreiben.

Der erste Teil der Etappe war übrigens sehr schön. Das bergige Gelände war geprägt von vielen hohen Hügeln, die mit Büschen, nur wenigen Bäumen und ausgetrockneten Wiesen bewachsen waren. Die Wege entsprachen etwa den schweizerischen Wanderwegen in den Bergen. Je näher ich aber Ponferrada kam, desto zahlreicher wurden die Teerstrassen.

Einige wenige Kilometer vor der Stadt traf ich auf Manuel. Er war nur sehr langsam unterwegs und machte einen total niedergeschlagenen Eindruck. Seine Sehnenentzündung hatte sich so verstärkt, dass er heute den Zug nach Hause nehmen wollte, um sich dort zu pflegen zu lassen. Da er hier in der Nähe wohnte, war dies wohl die beste Lösung.

In Ponferrada traf ich am Stadtrand auf einige andere Pilger aus unserer Gruppe. Sie sassen am Boden auf einem kleinen Teerplatz und ruhten sich aus. Ich setzte mich zu ihnen. Dabei wussten sie zu berichten, dass die Frau, welche die Polizei gesucht hatte, inzwischen tot aufgefunden worden sei.

Nach einigen Minuten trafen Michel und Miguel hier ein. Michel verliess uns bald wieder und setzte seinen Weg fort. Etwas später brachen auch Miguel und ich auf. Bei einem wunderschönen Schloss trafen wir wieder einmal den fahnenbehängten Russen. Da Miguel später noch die Kirche anschauen wollte, ging ich alleine weiter.

Mit der Zeit spürte ich Hunger und ich kaufte mir in einer Bar noch eine „Tortilla Espagnola". Dabei kam ich ins Gespräch mit einem alten Spanier. Zwar konnten wir uns kaum gross unterhalten. Trotzdem wollte er mir unbedingt ein Glas Wein schenken. Zuerst hatte ich die Absicht, dieses nicht anzunehmen, da er nicht gerade vermögend aussah. Als er aber nicht locker liess, willigte ich doch ein. Ich staunte wieder einmal über die Gastfreundschaft der Spanier.

Etwas später kam auch noch Miguel vorbei. Er setze sich zu mir. Als er meine Tortilla sah, wollte er gleich, wie schon einmal, nicht nur eine, sondern gleich zwei davon haben.

Nach Ponferrada wurde es hart. Es kamen viele Kilometer Asphaltstrassen bei sommerlichen Temperaturen um die dreissig Grad. Meine Füsse begannen zu schmerzen und auch sonst tat mir einiges ein bisschen weh. Zum Glück gab es unterwegs aber immer wieder die Möglichkeit, etwas zu trinken. Und an einem solchen Platz traf ich Miguel, Anna und Julia. Mit Miguel zusammen ging es nun Richtung Cacabelos.

Unterwegs kamen wir an einem Rebberg vorbei. Einige Männer waren gerade dabei, die reifen Trauben zu pflücken und diese in einen kleinen Lastwagen zu kippen. Da ich Lust auf diese Früchte verspürte, fragte ich die Winzer, ob ich zwei Trauben kaufen könne. Sie überreichten mir zwei schöne Büschel davon. Als ich mich nach den Kosten dafür erkundigte, lachten sie und erwiderten, das ginge schon in Ordnung. Natürlich bedankte ich mich herzlich für diese süsse Spende. Brüderlich teilten Miguel und ich nun das erhaltene Geschenk.

Plötzlich läutete Miguels Natel. Es war Michel. Er informierte uns, dass er Cacabelos gerade passiert und noch etwa fünf Kilometer weiter gegangen sei. Dabei hatten wir doch abgemacht, die Etappe um höchstens zehn Kilometer zu verlängern, also bis Cacabelos. Und mit diesen fünf Kilometern zusammen wären es jetzt fünfzehn Kilometer mehr. Da Miguel und ich wirklich auf den Hund gekommen waren, gaben wir ihm negativen Bescheid. Wir wollten heute nicht mehr zu ihm aufschliessen. So langsam kamen Michel wahrscheinlich seine vor ein paar Jahren gemachten Marathonläufe zugute.

Am späteren Nachmittag erreichten Miguel und ich unser Etappenziel. Zum ersten Mal auf dem Jakobsweg war ich so richtig müde, so dass ich mich nach den täglichen Arbeiten zuerst einmal ein bisschen aufs Bett legen musste, um mich zu erholen.

Etwas später trafen auch noch Julia und Anna in unserer Herberge ein. Das Abendessen genoss ich heute mit vier Pilgern zusammen in einem kleinen Restaurant in einem Seitengässlein der kleinen Stadt. Wir waren eine sehr internationale Mischung: Anna kam aus Ungarn, Jerry aus Australien, Miguel aus Frankreich, Julia aus den USA und ich aus der Schweiz. Bedient wurden wir dabei von einem Spanier. Natürlich war dies sehr spannend.

Nach dem Essen besuchten wir noch ein bisschen das Städtchen. Dabei trafen wir in einer Gasse auf eine Hochzeit. Hier wurde getrunken und getanzt zu galicischer Volksmusik. Eine Gruppe spielte Dudelsack und andere Instrumente. Die Stimmung war ausgezeichnet und die Musik war sehr eindrücklich und gefiel mir ausgezeichnet. Selbst ich als „Tanzbanause" wippte im Takt der Musik hin und her. Da kam ein Geladener aus der Hochzeitsgesellschaft auf mich zu und bot mir ein Glas Wein an, was eine wirklich nette Geste war.

Unterdessen hatten sich die andern Pilger verabschiedet und waren in die Herberge zurückgekehrt. Ich selber konnte mich von diesem Anlass kaum losreissen. Erst viel später verliess ich diesen ganz besonderen Ort, um mein Bett aufzusuchen. Und an Müdigkeit fehlte es ja heute sicher nicht.

13.09.15
Cacabelos - Vega de Valcarce
24 km

Wieder einmal hatte ich, vielleicht in Folge von Müdigkeit, vergessen, vor dem Schlafengehen mein Tagebuch zu führen. Etwa um halb zwei Uhr in der Nacht erwachte ich und holte dies nach.

Am Morgen startete ich mit Miguel. Zuerst stärkten wir uns in einer Bar mit einem feinen Frühstück mit frischem Brot. Heute wollten wir nach der gestern eher langen Etappe eine nicht allzu weite Strecke zurücklegen. Der Himmel war bedeckt und bereits nach etwa zehn Kilometern begann es auch noch zu regnen. Der Weg führte durch Rebberge, Wiesen und Wälder. Unterwegs trafen wir überraschend auf Santiago und Joan. Santiago war am Anfang des Camino ein eher langsamer Pilger gewesen, der aber von Tag zu Tag schneller wurde. Die andern Pilger „unserer Gruppe" waren gestern nicht so weit wie wir gewandert und lagen zurück. Mit andern Worten, die „Oldies" hatten die Spitze übernommen. In einer Bar verköstigten wir uns mit einem „Pocadillo con Queso".

Am frühen Nachmittag erreichten wir den kleinen Ort Vega de Valcarce, der am Fusse des Passes O Cebreiro lag. Beim Dorfeingang führte eine Autobahn über eine hohe Brücke, was nicht gerade einladend wirkte. Als wir durch die Dorfstrasse spazierten, um eine Herberge zu finden, rief uns ein älterer Mann mit Bart von einem Balkon herunter zu, dass es hier in der Herberge nur noch zwei freie Plätze gebe. Die seien aber sehr gut. Nun, nach einigem Zögern, nahmen wir sein Angebot an und erhielten ein Zweibettzimmer für fünfzehn Euros pro Person. Diese Unterkunft riss mich nicht gerade zu Begeisterungsstürmen hin, da der Herbergsleiter eher schmuddelig aussah und auch die Zimmer nicht besonders gepflegt wirkten. Aber es war ja nur für eine Nacht. Das war zum Aushalten. Vielleicht war ich auch zu sehr verwöhnt nach der vorgestrigen „hyperguten" Unterkunft in El Acebo.

Etwas später kam ein junger Mann und übernahm die Arbeit der Herbergsleitung. Wahrscheinlich war der alte Mann „nur" sein Vater oder sogar Grossvater, der versuchte, Pilger in diese Herberge zu locken.

Nach dem Duschen wusch ich meine Kleider. Da es regnete, musste man diese nachher in einem Keller aufhängen. Aber es war dabei vorauszusehen, dass diese hier nie und nimmer trocknen würden. Zum Glück kam gerade der junge Mann daher und bot uns an, die Wäsche in seinem Tumbler zu trocknen, was Miguel und ich natürlich hocherfreut annahmen.

Nun hatte ich genügend Zeit, noch etwas das „Minidorf" zu besichtigen. Dieses hatte keinen eigentlichen Dorfkern und die Häuser verteilten sich entlang einer langen Strasse.

Die kleine Kirche war die einzige Sehenswürdigkeit hier. Da es regnete, kam mir diese wie gerufen. Eine junge Frau hatte die gleiche Idee gehabt und sass andächtig vorne in einer Bank. Auch ich setzte mich hin. Es war ruhig und die Temperaturen waren angenehm. Ich verharrte einige Zeit in meditativer Haltung, wobei auch ein Dank an Gott für das bisher gute Gelingen auf dem Jakobsweg nicht fehlte.

Am Abend wollten Miguel und ich im Restaurant neben der Herberge essen gehen. Aber als wir uns hier schon niedergelassen hatten, musste ich feststellen, dass es auf der Speisekarte nichts gab, das mir als Vegetarier gepasst hätte. So verliessen wir das Lokal wieder und suchten eine andere Verköstigungsmöglichkeit, welche wir in einer Herberge mit Restaurant am Dorfrand fanden. Die Atmosphäre hier war sehr gemütlich und mein Menü mit Fisch und gemischtem Salat schmeckte mir ausgezeichnet. Auch Miguel war zufrieden.

Da hier am Ort nichts mehr lief und das Wetter auch zu wünschen übrig liess, suchten wir danach zügig unseren Schlafplatz auf.

14.09.15
Vega de Valcarce - Triacastela
34 km

Nach einem nicht gerade spektakulären Frühstück mit Zwieback, Früchten und Orangensaft startete ich in Richtung Triacastela, wo ich auch wieder Michel treffen wollte. Heute begann das Gebiet Galicien. Die Landschaft war schon recht grün, was nicht verwunderlich war, denn hier gab es dank häufigen Niederschlägen keinen Wassermangel. Der Himmel war stark bewölkt und streckenweise regnete es.

Zuerst führte der Weg bergauf. Im Gesamten waren 400 Höhenmeter zu bewältigen. Links und rechts des Weges war ich umgeben von Farnen, saftigen Wiesen, Büschen und niedrigen Wäldern, nur unterbrochen von zwei antiken Weilern, die sehr gut zur natürlichen Umgebung passten. Es war eine sehr schöne Region, auch wenn das nasse und neblige Wetter einen noch schöneren Eindruck davon verhinderte.

Bei unterdessen starkem Regen und tiefen Temperaturen erreichte ich die Passhöhe O Cebreiro. Hier oben war soeben ein Bus angekommen und heraus stiegen Pilger, die den eher beschwerlichen Aufstieg ausgelassen hatten und von hier aus den Camino fortsetzten. Andern Pilgern, welche den Weg nach hier oben absolviert hatten, wurden die

Rucksäcke, welche ein Bus hinauftransportiert hatte, ausgehändigt.

Es standen sehr viele Leute herum und ich musste mir einen Weg bahnen zur Kirche, der ich einen kurzen Besuch abstattete.

Allmählich aber hatte ich kalt, weil meine Kleider vom Regen durchnässt waren und ich beim Aufstieg zusätzlich geschwitzt hatte. So hoffte ich, mich in einem Restaurant im Kellergeschoss etwas aufwärmen zu können. Hier traf ich erfreulicherweise auf Anna und Santiago. Sie froren ebenfalls und hatten deshalb die gleiche Idee gehabt wie ich. Doch meine Hoffnungen erfüllten sich nicht. Zwar war man hier geschützt, aber von Wärme konnte man kaum sprechen. Wenigstens fühlte es sich nach dem Wechseln meines Hemdes etwas angenehmer an. Meine Rast fiel kurz aus und ich machte mich bald wieder auf den Weg.

Nun ging es talwärts. Zuerst wanderte ich auf der Autostrasse. Doch da keine gelben Pfeile zu entdecken waren, kehrte ich um, obwohl mich andere Pilger von der Richtigkeit dieses Weges überzeugen wollten. Nach etwa zehn Minuten fand ich dann wieder auf die „richtige" Spur zurück. Wie ich später erfahren hatte, wäre mein erstgewählter Weg der Autostrasse entlang auch möglich gewesen, jedoch weniger schön als der Bergweg.

Beim Abstieg wurde die Vegetation grüner und grüner und ich fühlte mich wie in der Schweiz. Auf Wiesen grasten Kühe und Pferde.

Plötzlich sah ich vor mir eine grosse Gruppe von Menschen, die Regenschütze in allen Farben trug und sich hintereinander wie in einer Prozession von Zwergen abwärts bewegte. Im Ganzen waren es sicher gegen hundert Leute. Als ich diese erreicht hatte, merkte ich, dass es sich um Lehrer mit grösseren Kindern handelte, welche heute aus einem speziellen Anlass eine Etappe des Jakobsweges absolvierten und zum Schluss in einer Herberge übernachten wollten. Sie wanderten nicht gerade „pilgergemäss", aber ihrer guten Stimmung nach zu urteilen, hatten sie ihren Spass dabei. Einige tanzten sogar unterwegs zu lauter Musik.

Schliesslich erreichte ich die Ortstafel von Triacastela. Diese war über und über mit Grüssen an andere Pilger, Wünschen, Liebesbekenntnissen und Lebensweisheiten beschrieben und bemalt. Eigentlich war die Tafel zu einem Kunstwerk geworden. Natürlich musste ich sie deshalb auch fotografisch festhalten.

Michel war schon am Morgen in Triacastela angekommen und hatte für Miguel und mich bereits reserviert. Ich bekam das einzige freistehende Einzelbett, da ich Michel gesagt hatte, dass ich nie mehr in einem doppelstöckigen Bett ohne Gitter schlafen würde, und solche gab es hier wieder einmal. Nebst Hochbetten ohne Gitter gab es eigentlich nur noch drei Dinge, welche ich auf dem Camino nicht mochte, nämlich Blasen, allzu laute Schnarcher und „Velopilger", welche in grossem Tempo und ohne Warnung an mir vorbeidüsten. Gut, da gab es noch die Schlangen, aber diese waren zum Glück kein grosses Thema mehr für mich. Miguel, Michel und ich freuten uns, wieder beisammen zu sein. Da mein Fleecepullover in der Wäsche und es draussen kalt war, ging ich ins Dorf auf die Suche nach einem Kleidergeschäft. Dies war hier natürlich ein hoffnungsloses Unterfangen. Aber schliesslich entdeckte ich im einzigen Dorfladen ein Gestell mit Kleidern. Und tatsächlich, ich fand einen mir passenden warmen blauen Kapuzenpullover mit einem gelben Pfeil darauf. Auch Michel, der gerade hier am Einkaufen war, fand für sich eine warme Jacke.

Hier im Dorf und in unserer Herberge wimmelte es nur so von unbekannten Pilgern, welche hier, 130 Kilometer von Santiago entfernt, ihren Camino begannen. Denn um die „Compostela" zu erhalten, mussten ja mindestens 100 Kilometer zurückgelegt worden sein.

Da unsere „Gruppe" zurücklag, kannten wir fast niemanden hier. Nach einem feinen Nachtessen in einem Restaurant ging es rasch zurück in die Herberge, da es draussen sehr ungemütlich war. In unserer Unterkunft wurde zum Glück die ganze Nacht geheizt und wir konnten uns wieder aufwärmen.

15.09.15
Triacastela - Sarria
25 km

Am Morgen war die Luft im Zimmer der Herberge so dick, dass man sie hätte abschneiden können. Nun, immerhin hatten ja auch fünfzehn Pilger darin geschlafen.

Nach einer zeitaufwändigen Fusspflege war ich heute der Letzte von unserem Dreierteam, der die Herberge verliess. Etwa hundert Meter weiter in einer Bar sassen die Michels schon beim Frühstück. Auch ich bestellte meine Portion, auf welche ich aber recht lange warten musste, da andere Pilger noch vor mir angekommen waren. So schulterten die Michels schon ihre Rucksäcke, bevor ich richtig mit Essen begonnen hatte. Und als ich mich schliesslich auf den Weg machte, waren meine Kollegen schon weit voraus.

Da das Wetter heute schlecht war und es regnete, wollten die Michels den direkten Weg nach Sarria gehen, also nur etwa zwanzig Kilometer. Auch ich entschloss mich dazu, es ihnen gleich zu tun, obwohl der Umweg via Samos schöner sein sollte. Trotz des schlechten Wetters kam ich gut voran. Unterwegs traf ich ein Pilgerehepaar. Sie fragten mich, ob sie hier richtig seien auf dem kurzen Weg nach Sarria. Ich bestätigte es ihnen, da es ja auch meine Absicht war, diesen zu gehen. Die gewundenen Wege durch eine vielfältige, grüne Vegetation gefielen mir trotz des nassen Wetters und den wassergetränkten Schuhen. Etwas merkwürdig kam mir vor, dass ich nach einiger Zeit kaum mehr Pilgern begegnete, obwohl ja in Triacastela so viele übernachtet hatten.

Nach etwa zwei Stunden stand ich vor einer Ortstafel, auf der klar und ohne irgendwelche Zweifel Samos zu lesen war. Da wusste ich, dass ich wider meinen Willen den langen Weg eingeschlagen hatte. Erst erschrak ich etwas bei dieser Feststellung, doch dann musste ich über dieses Missgeschick schmunzeln. Und es störte mich nicht weiter, denn das ins Gesichtsfeld kommende Kloster am Rand eines Dorfes neben einem kleinen Fluss war wirklich sehenswert und wäre bei schönem Wetter ein prächtiges Fotomotiv geworden. Um mich etwas aufzuwärmen und abzutrocknen, trank ich in Samos in einer Bar noch einen „Café con Leche". Dabei wechselte ich auch noch meine nassen Socken.

Danach ging es weiter. Die Wege waren weiterhin sehr schön und gut zum Wandern. Allerdings wurden die Niederschläge immer intensiver und es kam dazu auch noch starker Wind auf. Mein Regenschutz flatterte hin und her und ich musste wieder einmal aufpassen, dass er nicht von einem Stacheldraht am Wegrand zerfetzt wurde. Und wie wenn dies alles nicht schon genug gewesen wäre, spürte ich in meinem grossen Zeh am linken Fuss einen starken krampfartigen Schmerz. Dieser war sehr unangenehm. Irgendwie war vielleicht ein Nerv gereizt, da meine Schuhe nicht allzu gross waren. Wenigstens machten die Blasen im Moment keine Probleme. Die Schmerzen wurden immer stärker, so dass ich froh war, als ich nach 25 recht langen Kilometern Sarria erreichte. Da bemerkte ich auf meinem Smartphone, das Miguel mir eine SMS geschickt hatte mit der Mitteilung, dass sie eine gute Herberge mit dem Namen Major gefunden und auch für mich reserviert hätten. Bei diesem „Sauwetter" war ich sehr froh, hier nicht noch lange eine Unterkunft suchen zu müssen. Nach dem Bezug des guten Vierbettzimmers wuschen wir mit der Waschmaschine unsere Kleider und trockneten diese anschliessend im Tumbler. Gerade bei diesem Wetter war der Tumbler wieder einmal mehr Gold wert.

Nachdem ich mich trocken angezogen hatte, ging ich trotz des Regens noch ein bisschen ins kleine Städtchen mit nur etwa 9000 Einwohnern. Ich holte wieder einmal etwas „Cash" für die letzte Wegstrecke bis Santiago. Dabei kam ich an einem grossen Pilgershop vorbei. Hier gab es eigentlich alles, was man auf dem Jakobsweg benötigte. Da es im doch eher engen Laden drin nur so wimmelte von Pilgern, war es schwierig, eine gute Übersicht zu bekommen. Auf der heutigen Etappe war mir klar geworden, dass mein Regenschutz wirklich nicht das brachte, was ich mir beim Kauf erhofft hatte. So suchte ich hier nach einer möglichen Alternative. Dank des schlechten Wetters hatten aber auch noch viele andere Leute die gleiche Absicht. Das hiess, überall probierten Pilger Regenanzüge aus. Ich wollte eigentlich schon aufgeben, da ich nichts Passendes gefunden hatte, als mir ein Überzug ins Auge stach, den ein Pilger ausprobiert und einfach auf einem Tisch hatte liegen lassen. Da er mir in der Farbe gefiel, probierte ich ihn noch aus. Und siehe da, dieser war perfekt. Er schützte Mensch und Rucksack gleichzeitig gut vor Regen und auch die Grösse konnte nicht besser sein. Den hatte mir sicher der „liebe Gott" bereitgelegt. Als ich bezahlt hatte und den Laden verliess, hoffte ich insgeheim, dass es weiterregnen würde, damit ich meinen neuen Regenschutz auch in der Praxis testen konnte.

Für das Abendessen besuchten die Michels und ich eine italienische Pizzeria. Beim Essen schauten wir uns im spanischen Fernsehen beiläufig die Nachrichten an. Dabei wurde gerade berichtet, dass der

Mörder der Pilgerin gefasst worden sei. Dies war für Spanien und die Pilger(innen) sicher eine gute Nachricht. Zurück in der Herberge, „whatsappelte" ich noch etwas mit meiner Frau, bevor ich mich zur Ruhe legte.

16.09.2015
Sarria - Hospital da Cruz
35 km

Beim Aufstehen wurde mir klar, dass der neue Regenschutz heute zum ersten Mal zum Einsatz kommen würde, denn es regnete jetzt schon. Den alten, eigentlich noch in einem guten Zustand, hängte ich beim Herbergseingang auf. Irgendein Pilger würde ihn schon einmal gebrauchen können. In einer nahen Bar gab es noch ein feines „Desayuno".

Danach wagte ich mich ins triste Wetter hinaus. Nebst dem stärker werdenden Regen begann es zusätzlich auch noch zu stürmen.

Nach etwa einer Stunde hatte der Regenschutz aber seinen ersten Test unter „allerbesten Testbedingungen" mit Bravour bestanden. Erstens schützte er besser, zweitens flatterte er auch bei starkem Wind nicht nach allen Seiten, da die Grösse genau passte.

Beim 100-Kilometerstein traf ich mit Michel und Miguel zusammen. Dieser Platz war schon etwas Besonderes. Nun fehlten also bis Santiago, unserem wichtigsten Ziel, nur noch 100 Kilometer, also ein Klacks. Das hiess auch, dass wir es nun sozusagen geschafft hatten und mehr als 1400 Kilometer hinter uns lagen. So war es klar, dass wir hier ein Fotoshooting mit uns und dem 100km-Stein machten, allerdings eingehüllt in unsere Regengewänder. Ein vorbeigehender Pilger übernahm die Arbeit des Fotografen.

Danach wanderten wir gemeinsam weiter. Nach der Überquerung des Stausees Embalse de Belesar erreichten wir Portomarin. Die Umgebung des Sees war sehr schön. Das Grün der saftigen Wiesen, das Blau des Sees und das Grau der Stauseemauern verliehen dem Ganzen einen isländischen Touch. Da Miguel und ich hungrig waren, wollten wir im Städtchen etwas essen gehen. Michel aber hatte dafür kein Musikgehör. Er wollte sofort weitergehen und für uns irgendwo an einem andern Ort reservieren. Michel und ich liessen ihn dabei aber wissen, dass wir auch heute noch höchstens zehn Kilometer weiter wandern wollten. Bei Michel wusste man sonst nie, ob er vielleicht erst in Santiago Halt machte.

Miguel und ich fanden in der Stadt ein kleines Restaurant, wo wir uns verpflegten. Da infolge des

Regens meine Pflaster an den Füssen aufgeweicht und abgefallen waren, ersetzte ich diese.

Unterdessen hatte ich etwas sehr Wichtiges gelernt. Blasen durfte man nie mit „Compeed" abdecken, da sie sonst nie trocknen und ausheilen konnten! So setzte ich jetzt ganz gewöhnliche Pflaster ein, welche ich jeweils in der Nacht entfernte und am Morgen wieder erneuerte. Dies hatte sich in den letzten Tagen bewährt. Nun wechselte ich noch zusätzlich die Socken. Solche Sockenwechsel nach der Hälfte einer Etappe waren sehr gut und unterdessen zur Routine geworden.

Nach diesem Zwischenhalt ging es auch für uns wieder weiter. Zum Glück hatte es inzwischen aufgehört zu regnen, so dass unsere Kleider und Schuhe etwas trocknen konnten.

Der Weg führte durch Wiesen und kleine Wälder. In diesem Gebiet bemerkte ich vor Häusern oft die speziellen Kornspeicher, so etwas wie kleine Häuschen auf Stelzen, wodurch sich Mäuse und anderes Getier nicht am Getreide, das darin gelagert wurde, vergreifen konnten.

Nachdem wir schon einige Zeit unterwegs gewesen waren, meldete sich Michel per SMS. Er teilte uns mit, dass er in Hospital da Cruz angekommen sei, eine Herberge gefunden und für uns reserviert hätte. Wie wir nun im Wanderführer feststellten, hatte sich Michel diesmal einigermassen an unsere

Abmachung gehalten (höchstens 10 km mehr). Allerdings hatte er die „bewilligte" Maximalverlängerung gewählt und dabei erst noch einen Kilometer überzogen.

Kurz vor dem Etappenziel begann es nochmals zu regnen. Am späteren Nachmittag erreichte ich unsere Herberge in Hospital da Cruz. Michel hatte für sich das Einzelzimmer gebucht und Miguel und ich belegten zusammen ein Zweibettzimmer. Damit war zum Glück für die kommende Nacht „Schnarcherterror" bereits ausgeschlossen.

Für den morgigen Tag reservierte ich für die Michels und mich noch die nächste Herberge. Da ich einige Brocken spanisch sprach, musste ich nun auch hie und da Einsatz zeigen, was aber gar nicht so einfach war.

Um 19 Uhr gingen wir essen. Für mich gab es heute Pommes mit Käse aus der Region, dazu feine Oliven und natürlich den obligaten Wein. Danach ging ich früh zu Bett, da es kalt und fast Winter geworden war. Und da ich für den Pilgerweg keine Wintersachen mitgenommen hatte, war es im Bett am Angenehmsten.

17.09.2015
Hospital da Cruz - Mélide
28,5 km

Das Wetter hatte sich im Verlauf der Nacht beruhigt und nur hie und da fiel noch leichter Regen, allerdings ohne starke Winde.

Es erwarteten mich heute schöne Wege durch grüne Wiesen und Wälder. Von Zeit zu Zeit erreichte ich Weiler oder Kapellen mit angrenzenden, ganz speziellen Friedhöfen mit interessanten Grabverbauungen.

Bald führte ein schmaler Naturpfad zwischen Steinzäunen talwärts und da es nass war, musste man aufpassen um nicht auszurutschen.

Plötzlich blieben diskutierende Pilger vor mir in der engen Gasse stehen und versperrten mir den Weg. Ich wollte schon fragen, ob sie mich nicht durchlassen könnten, da es meiner Meinung nach bessere Plätze gab zum Rasten und ich noch einige Kilometer vor mir hatte. Als sie mein sicher etwas unangebrachtes Drängen bemerkten, klärten sie mich auf, dass zwischen den Steinen eine kleine, nur etwa dreissig Zentimeter lange schwarzgelbe Schlange auf dem Weg lag. Bei meinem Tempo wäre ich vielleicht auf sie gestanden und mich schauerte es ein bisschen bei diesem Gedanken. Es war die erste Schlange in Spanien, die meinen Weg kreuzte.

Mit einem grossen Schritt überwand ich dann aber diesen „Bremsklotz". Dabei staunte ich selber über meinen Mut. Nun, es gab ja auch keine Ausweichstelle, also keine bessere Alternative.

Gegen 14 Uhr erreichte ich als erster unserer Gruppe die Unterkunft. Und wie ich bei meiner Anmeldung merkte, schien die Reservation geklappt zu haben. Ich bezog das Zimmer und mein Bett.

Nach dem Duschen, der Fusspflege und dem Waschen der Kleider setzte ich mich im Restaurant neben der Herberge in den kleinen, offenen Vorbau, wo ich die vorbeigehenden Pilger gut in meinem Blickfeld hatte. Dazu stillte ich meinen Hunger mit einer „Tortilla Francesa", Salat und einer Coke.

Bald traf Michel ein und etwas später auch Miguel. Ich zeigte ihnen nun das Zimmer, die Dusche und den Waschraum. Während sie die täglichen Arbeiten erledigten, legte ich mich ein bisschen aufs Ohr.

Plötzlich kam Michel ins Zimmer und sagte zu mir: Komm mit nach unten! Ich dachte schon, dass etwas mit der Reservation für die Michels nicht geklappt hatte, was bei meinem Spanisch durchaus hätte sein können. Als ich ihn fragte, was denn los sei, sagte er nur ich solle einfach mitkommen. In der Rezeption löste sich dann das Geheimnis auf. Da standen Joan und Julia und hatten sich eben auch hier angemeldet. Wir hatten sie etwa drei Tage nicht mehr gesehen, da wir weit voraus waren. Und wir dachten schon, dass wir sie wohl eher nicht mehr sehen würden. Natürlich freuten wir uns sehr, dass sie zu uns aufgeschlossen hatten und es gab eine herzliche Begrüssung. Dabei hatte Julia heute eine Riesenetappe mit mehr als 40 Kilometern bewältigt, da sie am weitesten zurücklag. Im Gespräch erfuhren wir, dass Anna und Santiago ebenfalls in Mélide seien. Damit waren all jene Pilger, mit denen wir am meisten Kontakt hatten, wieder auf unserer Linie. So war es natürlich klar, dass wir beschlossen, am Abend gemeinsam essen zu gehen.

Nach diesem Wiedersehen machte ich noch einen Stadtrundgang, wobei ich mir wieder einmal neue Pflaster für die Füsse besorgte.

Am Abend um halb acht gingen wir, das hiess Anna, Joan, Julia, Santiago, Michel, Miguel und ich essen. Anna wollte hier in Mélide unbedingt ein Tintenfischmenu geniessen. So mussten wir also ein Restaurant finden wo diese Vorbedingung möglich war.

Nach doch einigem Suchen hatten wir ein hübsches gemütliches Lokal gefunden, wo wir alle Platz fanden an zwei zusammengestellten Holztischen. Meine Pilgerfreunde bestellten Tintenfisch. Dabei brachte der Wirt diesen noch unzerschnitten und somit ganz an unseren Tisch, um ihn begutachten zu lassen. Wenigstens war er schon tot. Das Nachtessen war ausgezeichnet, wenn auch für mich ohne Tintenfisch. Die Stimmung war sehr gut und wir genossen das gemeinsame Zusammensein. Bei wieder aufkommendem Regen gingen wir dann schnell zurück in unsere Herbergen.

18.09.2015
Mélide - Lavacolla
44 km

Da wir heute möglichst nahe an Santiago herankommen wollten, stand für uns die bisher längste Etappe auf dem Programm, nämlich 44 lange Kilometer. Das verhiess etwa zehn Stunden Marsch. Deshalb startete ich schon um sieben Uhr in der Früh. Es war noch stockdunkel und meine Stirnlampe hatte Hochbetrieb.

Schon bald führte der Weg durch einen grossen Wald. Selbst mit meiner Lampe war es schwierig, hier die Übersicht zu behalten. Und da ich der einzige Pilger weit und breit war, fühlte ich mich in dieser Dunkelheit und Einsamkeit doch plötzlich etwas unsicher. Dabei zuckte ich bei jedem Geräusch leicht zusammen. Und für einmal wünschte ich mir, dass andere Pilger aufschliessen würden. Dieser Wunsch ging aber leider nicht in Erfüllung. Nach für mich schier endlosen Minuten erreichte ich zu meiner Erleichterung endlich das Ende des Waldes. Kaum draussen, wurde es Gott sei Dank auch schon etwas heller, da so allmählich die Morgendämmerung hereinbrach. Gleichzeitig kamen wieder einige Häuser in Sichtweite.

Die Landschaft präsentierte sich wunderschön, obwohl das Wetter bewölkt war und Nebelschwaden über den Wiesen schwebten. Aber gerade diese gaben dem Gesamteindruck eine ganz besondere Note. Auf einem Ast entdeckte ich plötzlich ein wunderschönes Rotkehlchen. Ich fotografierte es, um es später Miguel zu zeigen zu können, der ein echter „Vogelfan" war.

Mit der Zeit spürte ich aber mehr und mehr meine Füsse. Auch der Rücken machte sich etwas bemerkbar, was mich dazu veranlasste, dauernd die Tragmodalitäten meines Rucksackes zu wechseln. Im Laufe des Tages passierte ich viele Bars, wo sich massenweise Pilger versammelt hatten. Allerdings konnte ich dabei keine bekannten Gesichter entdecken.

Etwa neun Kilometer vor meinem heutigen Etappenziel entfernt, machte sich bei mir der Hunger und Durst so stark bemerkbar, dass ich die nächstbeste Bar betrat, um mich zu stärken für den Endspurt. Hier sassen drei Frauen an einem runden

Tisch. Sie winkten mir beim Eintreten zu und begrüssten mich herzlich. Erst war ich darüber etwas überrascht. Doch als ich sie etwas näher betrachtete, kamen mir ihre Gesichter doch irgendwie bekannt vor. Ich konnte sie aber nicht mehr in einen Kontext setzen. Jedenfalls hatte ich sie schon irgendwo gesehen. Ich setzte mich zu ihnen. Dabei erzählten sie, dass sie alle drei aus Österreich kämen und am gleichen Ort wohnten. Maria, Renate und Michaela waren verheiratet und hatten es zusammen recht lustig und sie verstanden sich sehr gut. Als ich sie fragte, ob ihre Männer sie ohne Probleme hatten ziehen lassen, bejahten sie dies, obwohl es doch etwas Überzeugungsarbeit gebraucht hätte. Nun, meinten sie noch, vielleicht hätten ihre Gatten zu Hause unterdessen eine andere Frau gefunden, dann müssten sie eben einen neuen Mann finden. Aber es gäbe ja noch genug davon. Dabei lachten sie und strahlten über das ganze Gesicht. Zum Abschluss stiessen wir noch mit einem Schnaps auf einen guten Caminoabschluss an.

Danach nahm ich die letzten Kilometer unter die Füsse. Die Rast hatte gut getan und ich erreichte am späteren Nachmittag Lavacolla. In der Herberge hier hatte ich diesmal ein Einzelzimmer und die Michels teilten sich einen Raum. Das feine Nachtessen unten in der Bar war dann gleichzeitig Tagesabschluss, denn Morgen wollten wir fit sein für unser grosses Caminoziel, nämlich Santiago de Compostela, das nur noch einen Katzensprung von hier entfernt war. Nach unserer langen Etappe heute lagen die „Jungen" wieder einige Kilometer zurück. Sie übernachteten gut 25 Kilometer vor Santiago. Sie wollten morgen bis auf fünf Kilometer an Santiago herankommen und vor dem eigentlichen Schlussspurt nochmals in einer grossen Herberge übernachten, während wir ja bereits morgen schon Santiago erreichen wollten.

Im Bett beschäftigte mich noch die Frage, weshalb ich, und auch andere Pilger, auf dem Camino Ruhe und Ausgeglichenheit fanden. Und meine Erklärung dafür lautete: Hier konnte ich völlig ich selber sein. Ich musste niemandem etwas beweisen, durfte auch Schwächen zeigen und war niemandem für mein „so sein wie ich bin" Rechenschaft schuldig. Und diese Offenheit machte frei.

19.09.2015
Lavacolla - Santiago de Compostela
11 km

Nun war es also so weit. Mein Etappenziel heute war Santiago. Dafür war ich sechzig Tage lang jeden Tag zu Fuss unterwegs gewesen. Ich freute mich unheimlich darauf, und ich war gleichzeitig gespannt, wie ich den Einzug in die „heilige Stadt" erleben würde.

Aus Berichten von andern Pilgern wusste ich ja, dass dies von Mensch zu Mensch sehr verschieden empfunden wurde.

So ging ich als erster los, denn meinen Zielort wollte ich unbedingt alleine erreichen. Dieser Moment sollte allein mir gehören. Ich wusste auch nicht, wie meine Emotionen ausfallen würden. Doch noch fehlte ein gut zweistündiger Spaziergang.

Nach wenigen Minuten begrüsste mich die Sonne und liess die Landschaft in einem prächtigen Licht erscheinen. Ja, so schönes Wetter hatte lange nicht jeder Pilger bei der Ankunft in Santiago, da das Wetter in dieser Region, wie ich gelesen hatte, oft trüb war. Aber anscheinend meinte es der „liebe Gott" gut mir mir. Nach dem Durchqueren von einigen Eukalyptuswäldchen erreichte ich schon bald einen ersten Höhepunkt des Tages, den Monte do Gozo. Hier oben auf diesem "Berg der Freude" stand ein grosses Monument oder Kunstwerk, welches in Verbindung mit einem Papstbesuch erstellt worden war. Die Anlage erinnerte mich ein bisschen an den Garten Gethsemane, den ich vor vielen Jahren in Israel einmal besucht hatte. Zum ersten Mal konnte ich einen Blick auf die Stadt Santiago werfen. Und wenn meine Augen etwas besser gewesen wären, hätte ich wohl auch schon die Kathedrale entdecken können. Ich fühlte mich rundum wohl und zufrieden.

Nun führte der Weg, beziehungsweise die Strasse, talwärts. Dabei setzte auch schon der erste Autoverkehr ein. Es folgten die ersten Häuser und der Weg führte durch die belebte Stadt. Dies fühlte sich gleich an wie in jeder bisher besuchten Stadt, einfach ermüdend.

Dann kam der grosse Augenblick. Ich sah einen Turm der Kathedrale und gleich darauf stand ich bei der riesigen Kirche. Meine erste emotionale Reaktion fiel aber bescheiden aus. Doch als ich ein grosses Tor in der Nähe durchquerte, wo eine Frau auf einem Dudelsack gerade galicische Musik spielte, erfasste mich ein starker Gefühlsschauer und Tränen rannen über meine Wangen. Dies war ein sehr bewegender Moment, den ich nie mehr vergessen werde! Wie ein Film liefen die Erlebnisse meines Jakobsweges vor meinen inneren Augen ab. Dabei war ich so glücklich, dass ich den Camino geschafft hatte.

Einige Zeit später trafen nacheinander die Michels ein und wir gratulierten einander zum Erreichen unseres Zieles. Natürlich gehörte auch das Fotoshooting vor der Kathedrale dazu. Danach wollten wir im Pilgerbüro die „Compostela" abholen. Vor dem Eingang hatte sich eine lange Warteschlange von Pilgern gebildet, die das Gleiche wie wir wollten. So schlossen wir uns hinten an in der Hoffnung, die

„Compostela" wenigstens noch vor der Messe zu erhalten. Plötzlich kam eine Frau und fragte, ob es eine Gruppe von Pilgern hier habe, die zusammen gewandert seien und den gleichen Startort wie auch das gleiche Startdatum hätten. Wir sagten, dass wir dem entsprechen würden, allerdings nur drei Pilger seien. Aber dies genügte und sie führte uns ins Nebenhaus, wo wir gleich drankamen und natürlich voller Stolz unsere „Auszeichnung" in Empfang nehmen durften.

Nun ging es zur Messe. Allerdings mussten wir zuerst unsere Rucksäcke in einem dafür vorgesehenen Büro abgeben. Bei unserem Eintreten in die Kathedrale war diese schon pumpenvoll mit Besuchern und wir mussten uns seitlich im Gang stehend mit einem Platz zufrieden geben.

Eigentlich war dies eine Pilgermesse, doch die Bänke waren gefüllt mit Menschen, die mit Autos hierhergekommen waren. Und dies störte mich irgendwie ein bisschen. Warum wurde nicht zuerst für die Pilger reserviert, für welche die Messe in erster Linie auch gedacht war?

Ich versuchte trotzdem, die Messe konzentriert und mit Andacht zu verfolgen. Doch neben mir spazierten während der Zeremonie dauernd Leute vorbei, die sich die Kirche anschauten und dabei miteinander sprachen. Irgendwie hatte ich Mühe, dies zu verstehen. So war ich eigentlich froh, die Kathedrale

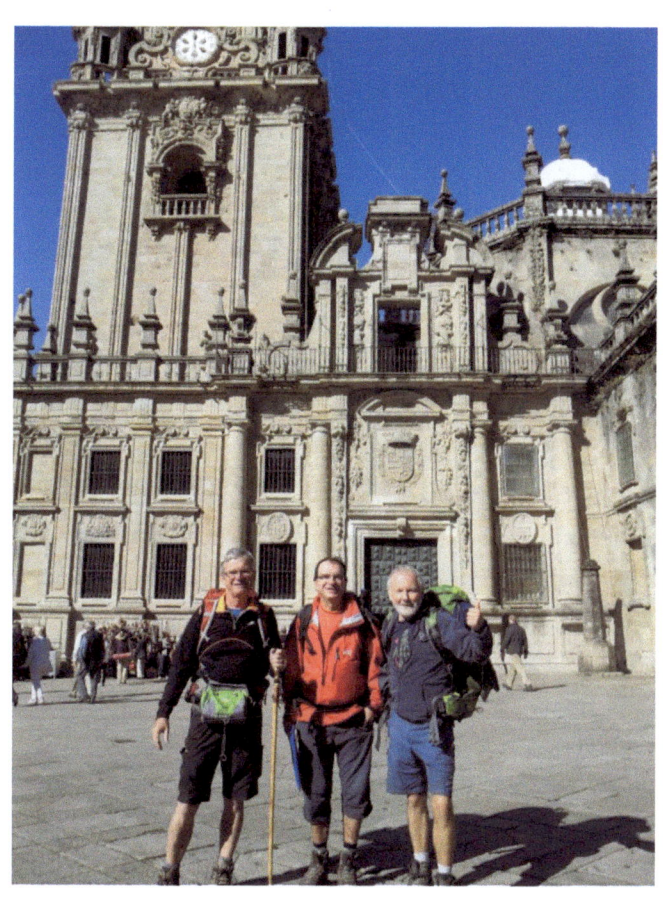

Miguel, Michel und ich vor der Kathedrale in Santiago de Compostela wieder verlassen zu können. Auch das obligate Küssen der Füsse der heiligen Jakobusstatue liess ich so aus. Allerdings zündete ich noch eine Kerze an für meine Familie und die Freunde zu Hause, denen ich dies versprochen hatte. Dabei traf ich auf Miguel, der im kirchlichen Sinn eigentlich nicht religiös war. Umso mehr war ich überrascht, ihn hier zu finden. Er erklärte mir aber, dass er seiner sehr religiösen Mutter versprochen hätte, für sie in Santiago eine Kerze anzuzünden. Irgendwie schien es ihm sogar etwas peinlich zu sein, dass ich seine Tat hier gesehen hatte.

Da wir unterdessen Hunger verspürten, setzten wir uns in ein Restaurant in der Nähe der Kathedrale. Nebst dem feinen Imbiss genossen wir das emsige Treiben auf dem grossen Platz vor uns.

Danach suchten wir eine Herberge. Wir fanden eine nicht allzu weit vom Zentrum entfernt. Nachdem ich mich eingerichtet hatte, machte ich einen erneuten Besuch in der Altstadt. Dabei traf ich das hübsche Ehepaar aus Argentinien und die drei lustigen Österreicherinnen, welche ich nun verabschieden konnte. Sonst aber kannte ich hier niemanden.

Nun wollte ich noch nach Geschenken für meine Familie schauen. Für meine Frau Elisabeth wollte ich eine goldene Halskette mit Muschel besorgen. Dazu besuchte ich Laden um Laden. Aber erst nach langem Suchen fand ich ein Geschäft, das eine solche aus echtem Gold anbot. Die Verkäuferin öffnete dazu einen Tresor und zeigte mir ihr Material. Da ich jetzt aber noch nicht kaufen wollte, da ich ja morgen noch weiterwandern wollte, liess ich mir ein Kärtchen mit der Adresse geben und versprach, später wieder zu kommen.

Für meine Kinder hatte ich lustige Jakobswegleibchen in Aussicht.

Nun ging ich zurück zur Herberge. Am Abend vor dem Nachtessen wollte Miguel unbedingt nochmals ins Zentrum der Stadt, denn er hatte irgendwo seinen Hut verloren oder liegenlassen. Dieser Hut war ihm „heilig" und er wollte ihn unbedingt wieder haben. So begleiteten wir ihn, um ihm beim Suchen zu helfen. Aber die Suche schien erfolglos, obwohl wir schon an allen möglichen Orten nachgeschaut hatten, wo Miguel ihn vermutet hatte. Plötzlich kam mir in den Sinn, dass er ihn vielleicht doch im Restaurant, wo wir den Imbiss genommen hatten, vergessen hatte. Miguel schloss diese Möglichkeit aber aus.

Trotzdem machte ich den Versuch und ging alleine dort hin. Bei „unserem Tisch" war kein Hut zu sehen und ich hatte schon wieder die Absicht zu gehen. Aber zuerst wollte ich doch noch den Wirt fragen, ob er Miguels Hut gesehen hätte. Allerdings machte ich mir deswegen keine grossen Hoffnungen.

Zu meiner Überraschung aber überreichte er mir lachend Miguels Cowboyhut. Ich zog diesen an und ging zu den Michels, die sich gerade beim „Rucksackdeponierbüro" nach Miguels Kopfschmuck erkundigten. Als Miguel seinen Hut auf meinem Kopf sah, war er hocherfreut und ich erhielt von ihm einen spontanen Kuss. Daneben versprach er, beim Nachtessen den Wein zu bezahlen. Wir sagten ihm deshalb, dass er seinen Hut unter diesen Umständen ohne weiteres wieder einmal verlieren könne.

Nach einem feinen Nachtessen mit „gesponsertem" Wein gingen wir ins Bett, da der heutige Tag trotz der kurzen Wegstrecke viel Kraft gekostet hatte.

20.09.2015
Santiago de Compostela - Negreira
22 km

Da am Morgen alle Pilger fast gleichzeitig aufstanden, wurde es eng im Zimmer, so dass man sich gegenseitig ins Gehege kam. Mein Hauptziel Santiago war gestern erreicht worden. Nun machten wir uns heute auf den Weg Richtung Finisterre und Muxía, unseren neuen Zielen. Nach einem einfachen Frühstück ging ich vor den Michels los, da sich diese vor dem Abmarsch am Busbahnhof bereits die Tickets für ihre Rückreise nach Hause kaufen wollten.

Kurz nach Santiago bemerkte ich rote statt gelbe Pfeile. Ich nahm an, dass ab Santiago Richtung Finisterre nun die Pfeilfarbe gewechselt hatte. Also folgte ich diesen Pfeilen fast eine Stunde lang. Der Weg führte immer höher hinauf auf einen Hügel. Ich war ganz allein auf weiter Flur. Allmählich hatte ich aber doch meine Zweifel, ob ich da richtig war. Als mir ein Auto entgegenkam, hielt ich dieses auf und fragte den Fahrer, ob das hier der Weg nach Finisterre sei. Dieser schüttelte den Kopf und antwortete, dass ich da völlig falsch liege. Nach einem kurzen Gespräch mit seiner Frau auf dem Beifahrersitz forderte er mich auf einzusteigen. Er wollte mich wieder auf den richtigen Weg zurückfahren. Ich nahm den Vorschlag dankend an. Nach einer etwa viertelstündigen Fahrt war ich gespannt, wo er mich absetzen würde.

Als ich ausgestiegen war und meine Helfer weggefahren waren, schaute ich mich etwas um. Dabei kam mir alles so bekannt vor. Aber dies konnte doch nicht sein. Hier sah es aus wie am Start der heutigen Etappe. Was ich zuerst nicht glauben konnte und wollte, war Realität. Ich musste die Etappe nochmals am selben Ort starten wie schon vor einer guten Stunde mit dem kleinen Unterschied, dass ich dieses Mal die roten Pfeile links liegen liess und mich auf die gelben konzentrierte. Nun, wenigstens musste ich mir später keine Vorwürfe machen, eine Strecke des Jakobsweges mit dem Auto gemacht zu haben. Doppelt gemachte Strecken waren ja nicht verboten. Zudem war meine Zeitverlängerung nicht weiter schlimm, da die heutige Etappe sowieso nur kurz war.

Wiederum durchquerte ich Eukalyptuswälder. Ansonsten hätte die Landschaft durchaus in der Schweiz liegen können. In einem Restaurant traf ich auf eine Österreicherin, die vor Santiago den „Camino Portuguese" gemacht hatte und schwärmte, wie schön er gewesen sei. Sie erzählte dies mit so viel Begeisterung, dass ich mich in meinem Hinterkopf auch schon diesen Weg gehen sah.

Daneben klagte sie aber über ihre Schuhe, die ihr Schmerzen bereiteten, da sie zu klein seien. Nach ihrer Rückkehr wollte sie dann im Sportgeschäft reklamieren, weil ihr dort diese Schuhe empfohlen worden waren. Nun, ich selber hatte jeweils nach etwa drei Stunden wandern auch das Gefühl von Enge in den Wanderschuhen, da sich die Füsse durch das lange Wandern vergrösserten in Folge vermehrter Blutzufuhr. Jedenfalls war es sehr wichtig, genug grosse Schuhe zu tragen.

Nach dieser Pause ging ich weiter. Dabei verfolgte mich wieder einmal ein Hund und wurde mein Begleiter. Plötzlich war er zu meiner Genugtuung aber verschwunden. Nach einiger Zeit sah ich vor mir zwei deutsche „Mädels". Sie versuchten mit allen Mitteln „meinen" Hund loszuwerden. Ich verlangsamte mein Tempo und schaute ihnen von weitem amüsiert zu. Es war eine aussergewöhnlich lustige Einlage. Etwas später überholte ich sie dann doch. Als ich sie erreichte, sagte ich (als Scherz) zu ihnen: Ihr habt da aber einen schönen Hund, wie heisst er denn? Voll Verzweiflung erklärten sie, dass er nicht ihnen gehöre und er ihnen zugelaufen sei. Da lachte ich und sagte, dass er mir auch einige Zeit gefolgt sei, er sich nun aber bei ihnen wohl besser aufgehoben fühlte. Nun lachten wir gemeinsam über diese Situation. Ich erzählte ihnen nachher von weiteren Hunden, die meine Begleiter gewesen waren. Durch diese Aussage nahmen sie es nun auch etwas gelassener.

In Negreira quartierte ich mich in der Herberge ein. Nach dem Duschen versuchte ich, via Internet für mich einen Rückflug nach Hause zu buchen. Ich hatte dabei recht grosse Probleme, da ich ja keinen Drucker besass, um das Ticket dann ausdrucken zu können. Schliesslich erzählte ich Miguel von meinem Problem. Dieser hatte sofort eine Lösung parat. Ich müsste nur das App der Fluggesellschaft herunterladen. Dann erhielte ich ein elektronisches Ticket auf dem Smartphone. Und wirklich, so klappte es auf Anhieb. Hätte ich ihn doch nur schon vorher gefragt.

Danach machte ich mich mit Miguel auf den Weg, um hier irgendwo eine bekannte alte Brücke zu suchen, von der er im „Caminoführer" gelesen hatte. Nun, wir wanderten und wanderten. Dabei fanden wir einige Brücken, allerdings waren es moderne Ausführungen. Schliesslich gaben wir die Suche auf, da uns der Hunger plagte. Wir telefonierten Michel und fragten, wo er sich befinde. Er informierte uns, dass er auf einem grossen Platz in der Stadt gerade ein öffentliches Musikkonzert verfolge.

Bald hatten wir ihn gefunden und wir hörten der Blasmusik auch etwas zu. Im Gegensatz zu Michel riss uns diese Musik jedoch nicht zu Begeisterungsstürmen hin. Deshalb sagten wir Michel, dass wir etwas essen gingen. Er wollte aber bleiben. Also gingen Miguel und ich alleine in ein nahes Restaurant, da uns das leibliche Wohl im Moment wichtiger war.

Nach dem Essen trafen wir wieder auf Michel. Diesmal war er aber in Begleitung von zwei Damen. Als wir sie erreicht hatten, merkten wir, dass es Anna und Joan waren, die heute nicht in Santiago geblieben waren und gleich zu uns aufgeschlossen hatten. Unterwegs zur Herberge trafen wir überraschenderweise noch einen alten Bekannten. Es war der Hund, der mich und andere heute begleitet hatte. Da staunte Miguel nicht schlecht, denn dieser Hund habe auch ihm eine Zeit lang Gesellschaft geleistet.

21.09.2015
Negreira - Olveiroa
33 km

Da es jetzt am Morgen lange dunkel war, ging ich erst um acht Uhr los. Am Anfang kam ich schnell voran. Das Wetter war leicht bewölkt. Allerdings blieb es trocken. Die Landschaft war wie gestern schweizerisch geprägt von vielen Hügeln, grünen Wiesen mit weidenden Kühen und Wäldern. Dazwischen kreuzte hie und da ein Bach meinen Weg. Auf den Hügeln bemerkte ich wieder einmal viele Windräder. Eigentlich war es für das Auge eine wunderschöne Region. Trotzdem fühlte ich mich heute etwas schlapp. Dazu schmerzten meine Beine und auch der Rücken machte sich wieder bemerkbar. Vielleicht war nach dem Erreichen meines grossen Zieles Santiago und den gut 1500 Kilometern Fussmarsch die Luft doch langsam draussen.

Zum ersten Mal auf dem Camino fehlte mir heute auch etwas die Motivation zum Wandern, ohne die die 33 Kilometer harte Arbeit und Krampf waren.

Unterwegs traf ich auf Miguel. In einem der kleinen Weiler, den wir passierten, kam gerade eine ganze Kuhherde auf der Strasse zwischen den Häusern durch. Miguel machte sofort Fotos. Für mich war dies ein eher alltägliches Bild, da bei mir zu Hause solche Begegnungen fast an der Tagesordnung waren.

Etwa acht Kilometer von unserem Etappenziel entfernt fanden wir in einem weiteren Weiler ein Restaurant neben der Strasse mit einer schönen Veranda. Hier liessen wir uns nieder und ich ass wieder einmal ein „Pocadillo con Queso" und trank dazu eine Cola.

Unterdessen war es sonnig geworden und ohne Sonnenschirm war es recht heiss.

Nach wenigen Minuten sahen wir Michel kommen. Zum Spass duckten wir uns und versuchten so zu tun, als wollten wir ihn nicht sehen. Natürlich entdeckte er uns trotzdem und wir lachten über dieses Theater. Aber Michel, der Läufer, wollte keine Pause machen und ging gleich weiter. Er versprach, für uns in Olveira schon einmal eine Herberge zu reservieren. Wir dagegen hatten es nicht eilig und liessen uns Zeit. Darüber hinaus stand ja auch noch ein Sockenwechsel auf dem Programm. Schliesslich brachen wir dann doch auf. Die letzten acht Kilometer waren für mich eine Tortur und wollten einfach nicht enden. Auch Miguel hatte zu kämpfen.

Nach einer gefühlten Ewigkeit erreichten wir aber doch unsere Unterkunft. Wir waren in einem schönen Dreierzimmer untergebracht, das via eine aussen am Haus angebrachte Eisentreppe erreicht werden konnte. Dabei hatten wir wieder einmal eine eigene Dusche im Zimmer. Diese benützte ich dann gleich. Und die Dusche war wie schon so oft ein Muntermacher. Nun fütterte ich noch die Waschmaschine mit unseren verschwitzten Kleidern.

Danach genehmigten wir uns im zur Herberge gehörenden Restaurant einen Drink.

Als die Waschmaschine ihren Dienst erledigt hatte, hängte ich unsere Wäsche im Garten an einer Leine zum Trocknen auf, wo auch schon andere Pilgerkleider hingen. Als die Wäsche einfach nicht trocknen wollte, nahm ich die Wäsche wieder ab und wir mieteten einen Tumbler für drei Euros. Nach etwa einer Stunde holte ich die nun trockenen Kleider und im Zimmer gab es die obligate Kleiderverteilung. Nachdem alles verteilt war, blieb ein grosses Tuch übrig. Dieses gehörte nicht uns und ich hatte es also jemandem von der Leine geklaut. Ich ging sofort hinunter und hängte es wieder zur andern Wäsche.

Ich stellte mir dabei vor, was der Besitzer denken würde, wenn er nebst seiner immer noch feuchten Wäsche sein trockenes Tuch bemerken würde. Vielleicht würde er ja annehmen, dass hier ein Wunder des Camino geschehen war. Dieser Gedanke liess mich schmunzeln.

Plötzlich kamen Joan und Anna an und sie fragten, ob in dieser Herberge noch Plätze frei seien. Die kleinen Zimmer waren besetzt, aber im grossen Mehrbettzimmer fanden sie ein Bett. So waren wir denn zu fünft beim Nachtessen im Restaurant.

22.09.2015
Olveiroa - Finisterre
32 km

Nach einer guten Nacht sah die Welt wieder viel besser aus und ich freute mich sehr darauf, heute Finisterre, das Ende der Welt, zu erreichen. Motivationsprobleme waren also kein Thema mehr.

Dank wieder schmerzfreien Beinen und Füssen kam ich auch gut voran und ich konnte es kaum erwarten, das Meer zu sehen.

Die Strecke heute führte zuerst über gebirgiges Heideland mit vielen gelb blühenden Büschen. Unten im Tal schlängelte sich ein schöner Fluss zwischen den Hügeln durch. Danach ging es talwärts Richtung der kleinen Hafenstadt Corcubion.

Und nun war es so weit. Unter mir entdeckte ich eine Bucht und dahinter das offene Meer. Ich blieb einige Augenblicke stehen, um dieses Erlebnis auf mich einwirken zu lassen. Leider war es bewölkt und leicht dunstig, so dass das Meer grau wirkte. Trotzdem genoss ich diesen Anblick, auf welchen ich mich schon lange gefreut hatte.

In Corcubion machte ich einen Halt und setzte mich in ein Restaurant in der Nähe des Hafens und trank eine Kola. Danach ging es vorerst dem Strand entlang weiter durch das langgezogene Städtchen.

Plötzlich bemerkte ich, dass mir ein jüngerer, nicht gerade vertrauenswürdiger Mann folgte, mich überholte und seitlich musterte. Schon hier fühlte ich mich irgendwie unwohl. So überquerte ich die Strasse und fragte einen Garagisten nach dem weiteren Weg nach Finisterre. Er sagte mir, dass ich gleich hier den Weg nach oben gehen könne und dann auf den Camino stossen würde. Der andere Mann war unterdessen zum Glück weitergegangen.

Als ich den Jakobsweg erreicht hatte, traute ich meinen Augen kaum. Mein „Begleiter" war schon vor mir. Er musste also weiter vorne abgebogen und dann sehr schnell zu mir zurückgekommen sein. Nun führte der Weg in einem gewundenen, schmalen Gässlein zwischen Mauern und hohem Gebüsch und ohne Häuser weg vom besiedelten Gebiet nach oben. Der Mann schaute hie und da zurück, ob ich auch komme, da ich mein Tempo unterdessen bewusst etwas gedrosselt hatte.

Vor einer unübersichtlichen Abzweigung, wo ich ihn nicht mehr sehen konnte, hatte ich endgültig genug. Mir war das Ganze nicht mehr geheuer, da ich hier in diesem Gebiet keine Chance auf ein Entkommen gehabt hätte. So ging ich zurück auf einen Platz bei den letzten Häusern. Hier wollte ich auf andere Pilger warten, um dann mit diesen den Weg gemeinsam fortzusetzen. Als ich so wartete, sah ich, wie mein „Angstmacher" nach kurzer Zeit auch zurückkam und zwischen den Häusern verschwand. Dabei konnte er oben in der Gasse nichts gemacht haben, da es dort, wie ich später sah, weder ein Haus noch einen Garten gab.

Obwohl der Mann verschwunden war, setzte ich meinen Weg erst mit zwei andern Pilgern fort, die nach einigen Minuten angekommen waren. Ich erzählte den beiden von meinem Erlebnis und sie fanden meine Entscheidung richtig, nichts zu riskieren. Nun, vielleicht war meine Angst auch unbegründet. Aber ich hatte mich einfach auf mein Gefühl verlassen und dabei ja nichts verloren. Da meine „Retter", ein Mann und eine Frau, schnelle Läufer waren, blieb ich bei ihnen. Die beiden hatten sich auf dem Camino getroffen und da beide „Schnellläufer" waren, seien sie schon lange Zeit miteinander unterwegs.

Auf dem letzten Wegstück machten wir oft eine Pause, da die Sonne manchmal durch Wolkenlücken blinzelte und man von oben wunderschöne Buchten mit türkisblauem Wasser bewundern konnte. Überhaupt war diese Etappe landschaftlich eine der schönsten auf dem Camino, obwohl das Wetter nicht immer mitspielte und es zeitweise sogar etwas regnete.

Um etwa 15 Uhr erreichten wir gemeinsam Finisterre. Hier machte ich mich gleich auf die Suche nach der Herberge, welche Michel für uns reserviert hatte.

Nachdem ich mich eingerichtet, geduscht und die Waschpflicht erledigt hatte, kamen auch die Michels an.

Nach der Begrüssung machte ich mich aber gleich auf den Weg zum „Ende der Welt", dem Stein mit der Beschriftung 0,00 km. Dies war zugleich der westlichste Punkt des europäischen Festlandes.

Nach etwa einer halben Stunde Fussmarsch erreichte ich den Leuchtturm, der an dieser Stelle den Schiffen Orientierungshilfe gab. Ich setzte mich unterhalb des Leuchtturms in die Nähe des Ufers, etwas abseits von andern Pilgern, da ich diese Stimmung alleine aufnehmen wollte. Von weitem sah ich auch wieder einmal den „Russen", der wohl hier mit seiner Anwesenheit seine russischen Machtansprüche geltend machen wollte.

Ich genoss das Rauschen der Wellen und den Blick hinaus ins völlig offene Meer, das kein Ende zu haben schien. Meine Stimmung schwankte zwischen Freude und Traurigkeit hin und her. Einerseits freute ich mich, hier zu sein und auch wieder auf das Leben zu Hause, andererseits war hier der Camino – „mein gelebter Traum" - fast zu Ende nach einer langen, wunderschönen und erlebnisreichen Reise durch Frankreich und Spanien. Fast zwei Stunden kostete ich diese tiefgehenden, aufwühlenden Gefühle aus. Ich war unendlich dankbar dafür, dass ich es bis hierher geschafft hatte. Symbolisch hoffte ich, dass mir der Leuchtturm auch zu Hause aus den gemachten Erfahrungen den weiteren Weg in die für mich passende Richtung weisen würde.

Viele Pilger verbrannten hier zum Abschluss noch einen Teil ihrer Pilgerausrüstung. Ich verzichtete auf dieses Ritual, da ich auch ohne diese Handlung glücklich und zufrieden war.

Als die Sonne zwischen Wolkenlücken langsam tiefer sank, liess ich mich beim Stein 0,00 km zur Erinnerung noch fotografieren. Auf dem Rückweg ins Städtchen traf ich Joan und Anna, die ebenfalls in Richtung Leuchtturm unterwegs waren.

Am Abend genoss ich mit den Michels zur Feier des Tages das beste bisher genossene Nachtessen auf dem Jakobsweg. Nach einem Tomatensalat mit Mozzarella gab es einen superfeinen gebackenen

Fisch. Auch ein feines Dessert durfte nicht fehlen. Und schliesslich gab es einen guten Schluck Wein und einen Schnaps als Abschluss. Es war für uns das teuerste Essen bisher und kostete für jeden 35 Euros. Diese waren aber gut investiert.

Der Rückweg zur Herberge war dann etwas bewegt, da mein heutiger Alkoholkonsum langsam Wirkung zeigte und es vielleicht doch etwas mehr als nur ein Schluck Wein gewesen war.

23.09.2015
Finisterre - Muxía
28 km

Heute war der letzte Morgen, an welchem ich auf dem Camino aufstand, um zu wandern. Und dies war schon ein bisschen ein spezielles Gefühl. Darüber hinaus wählte ich für heute beim Rucksack die „Lightvariante". Das hiess, ich packte nur das Allernötigste hinein, da ich am Abend wieder hierher in diese Herberge zurückkehren wollte. Dazu gehörte die Pilgerkarte für die Stempel, das Smartphone, etwas Geld, der Regenschutz und ein zweites Paar Socken. Saint Jean Pied de Port, Santiago und Finisterre waren klar meine angestrebten Hauptziele auf dem Jakobsweg. Da nun alle diese erreicht worden waren, blieb Muxía noch die Ehre, Zugabe und letzte Etappe zu sein.

So gingen die Michels und ich denn mit leichten Rucksäcken los. Nachdem wir erst einige etwas mühsame Teerstrassen bewältigt hatten, folgten dann aber gute Wanderwege, die wiederum von saftig grünen Wiesen, Eukalyptuswäldchen und Gebüschland umrahmt wurden. Und immer wieder näherte man sich bis auf wenige Meter dem Meer mit weisslichen schönen Sandstränden.

Unterwegs trafen wir kaum Leute, da viele Pilger zum Abschluss Muxía nur noch per Bus besuchten. Einer der wenigen Wanderer war ein älterer Österreicher, mit dem ich plaudernd einige Kilometer zurücklegte.

Um in Muxía die Urkunde zu erhalten, die bestätigte, dass man diesen Ort zu Fuss erreicht hatte, musste man auf der Strecke in Lira, einem kleinen Weiler, sich noch einen Stempel besorgen, den es später vorzuweisen galt. Da es hier auch ein Restaurant gab und wir Durst verspürten, nützten wir diese Chance und bestellten ein Getränk. Dabei war ich sehr überrascht, als die Kellnerin plötzlich in etwas gebrochenem Schweizerdeutsch sagte, ich käme bestimmt aus der Schweiz. Nun erzählte sie, dass sie 14 Jahre lang in der Schweiz - in Aarau - gelebt und gearbeitet hätte. Weil sie dann geheiratet habe, sei sie ihrem Mann hierher nach Spanien gefolgt, aber die

Schweiz habe ihr schon gefallen. Und irgendwie zeigte ihre etwas emotionale Reaktion, dass sie sehr gerne in der Schweiz gewesen war und nun diese schon etwas vermisste. Als ich sie fragte, ob sie wieder einmal zurückkommen wollte, bestätigte sie dies. Aber im Moment ginge dies nicht, da sie Kinder habe und nicht weg könne.

Den letzten Teil der Strecke musste man wieder auf einer Teerstrasse zurücklegen, allerdings direkt neben dem Strand. Dieser war mit seinen vielen kleinen Buchten und Felsen, die aus der weiss schäumenden Brandung schauten, sehr schön anzusehen. So machten Miguel und ich viele Fotos.

Michel war unterdessen schon alleine weitergegangen.

Besonders amüsant fand ich hier noch ein Fussballstadion direkt neben dem Meer. Dieses stand völlig allein in der freien Natur. Es machte den Eindruck, wie wenn jemand es hier einfach hingestellt und vergessen hatte, es wieder abzuholen. Und ich fragte mich, wie viele Bälle hier durch ungeschickte Fussballer wohl schon im Meer gelandet waren.

Bald erreichten wir das kleine Städtchen Muxía, von dem ich eigentlich nur Positives gehört hatte. Nun, soviel ich mir auch Mühe gab, mir fehlte wohl einfach der Blick für die Schönheit dieser kleinen Stadt. Natürlich war Muxía ein schöner Ort. Aber **wahr**scheinlich hatte ich nach den Schwärmereien von andern Pilgern einfach eine zu grosse Erwartungshaltung gehabt. Zudem haben Menschen ja zum Glück manchmal auch verschiedene Ansichten zu einer Sache.

Jedenfalls hatte ich bald genug von der Besichtigung und ich setzte mich in ein Restaurant beim kleinen Hafen. Hier genehmigte ich mir einen gemischten Salat.

Unterdessen waren die Michels auch bei mir eingetroffen und sie hatten in der Zwischenzeit herausgefunden, dass man die Pilgerurkunde von Muxía erst um 16 Uhr abholen konnte, da vorher das Büro geschlossen war. Der Bus zurück nach Finisterre, den wir zu nehmen gedachten, fuhr aber ebenfalls um diese Zeit. Wir standen also vor der Wahl: Urkunde oder Bus. Schliesslich entschieden wir uns für die Urkunde.

Vor unserem Restaurant war auch gleich die Busstation. Eben stiegen Pilger in einen Bus mit dem Ziel Santiago. Da traute ich meinen Augen kaum. Da stand doch tatsächlich Josef, den ich schon mehrere Tage nicht mehr gesehen hatte, in der Warteschlange. Schnell ging ich zu ihm hin und wir konnten uns noch verabschieden, was uns beide sehr freute. Dies war nun wirklich die allerletzte Möglichkeit gewesen. Bevor er davonfuhr, wünschte ich ihm noch alles Gute bei seiner geplanten Neuorientierung im Berufsleben.

Nach dem Restaurantbesuch holten wir uns die Urkunde - die letzte auf dem Jakobsweg - ab. Und es wurde mir dabei so richtig bewusst, dass hier nun das Ende meiner 64-tägigen Wanderung war. Da unser Bus natürlich unterdessen abgefahren war, entschlossen wir uns, zu dritt ein Taxi zu nehmen.

Neben der Busstation war auch gleich eine Taxihaltestelle. Für dreissig Euros, das hiess zehn Euros für jeden, liessen wir uns zurück nach Finisterre kutschieren. Es war schon etwas ungewöhnlich, aber sehr bequem, wieder einmal in einem Auto zu sitzen. Als wir in Finisterre ausstiegen, waren an der Haltestelle einige eben angekommene Pilger versammelt und es wurde für uns etwas peinlich, denn diese schauten uns mit bedauernden Blicken an, da sie wohl dachten, wir hätten den Weg hierher nach Finisterre mit dem Auto zurückgelegt.

In einem Restaurant traf ich auf Manuel, Joan und Julia. Sie waren ebenfalls heute hier angekommen. Wir machten ab, gemeinsam das Nachtessen einzunehmen. Vorher wollten sie aber noch das „Ende der Welt" besuchen.

Am Abend warteten wir auf unsere Freunde. Diese kamen und kamen nicht zurück vom Leuchtturm. Und da wir unterdessen einen Bärenhunger hatten, gingen wir alleine essen. Später, als es schon dunkel war, kamen sie dann doch. Es waren auch noch andere Pilger dabei. Sie hatten den Sonnenuntergang miterleben wollen. Allerdings hatten ihnen dann die Wolken einen Strich durch die Rechnung gemacht.

Julia bezahlte den Michels und mir noch den Wein. Dann wurde es Zeit, uns zu verabschieden, da Anna und Joan bereits um 0.30 Uhr in dieser Nacht mit dem Taxi wieder nach Santiago zurückkehren mussten, während Julia und Manuel morgen mit dem Bus noch Muxía besuchen wollten.

Die Verabschiedung fiel sehr emotional aus und es Flossen dabei auch einige Tränen. Denn nun war der Abschied definitiv und man sah sich nach einer sehr schönen Zeit zusammen vielleicht, oder sogar sehr wahrscheinlich, nie mehr, da die meisten nicht gerade nebeneinander wohnten.

Danach gingen die Michels und ich zurück in unsere Herberge. Dabei gingen wir schweigend nebeneinander, da jeder von uns alleine klarkommen musste mit dem Gedanken, dass es nun vorbei war.

24.09.2015
Finisterre - Santiago

Nun galt es ernst. Heute stand die Fahrt mit dem Bus zurück nach Santiago auf dem Programm. Nebst den Michels und mir stiegen um acht Uhr auch noch Julia und Manuel in den Bus. Allerdings verliessen sie uns nach einigen Minuten, um in einen andern Bus, welcher nach Muxía fuhr, umzusteigen.

Es folgte nun eine anstrengende Busreise. Zunächst führte die Strasse lange Zeit der Küste entlang, wobei der Bus dauernd stoppte, um Leute ein- oder aussteigen zu lassen. Einmal ging ein Halt noch etwas länger, da eine ältere Frau dringend ihr Geschäft erledigen musste und für einige Minuten hinter einem Busch verschwand. Danach ging die Fahrt weiter ins Landesinnere.

Unterdessen meldete sich auch bei mir die Blase, aber ich konnte jetzt nicht auch noch einen Extrastopp verlangen. So unterdrückte ich meinen Drang so gut es ging.

Als wir schliesslich um ein Viertel nach elf Uhr am Busbahnhof in Santiago eintrafen, hatte ich nur noch ein Ziel, nämlich möglichst schnell die Toilette zu erreichen. Aber ich war nicht alleine, denn auf dem Pissoir stand Miguel neben mir. Wie er mir erzählte, hatte auch er es kaum mehr ausgehalten.

Nun, da der Druck von uns genommen war, ging es zu unserer Herberge, wo wir ja schon einmal geschlafen hatten.

Danach besuchte ich die Altstadt, um jetzt meine Geschenke für zu Hause zu besorgen. Als erstes kaufte ich nun die goldene Halskette mit dem Muschelanhänger für meine Frau, die ich mir bei der

Ankunft in Santiago vor vier Tagen schon vorgemerkt hatte. Danach postete ich noch die Santiagoleibchen für meine Kinder und mein Grosskind Ronja.

Allmählich hatte ich Hunger und genehmigte mir in einem Gartenrestaurant die letzte „Tortilla Francesa". Dabei genoss ich es nochmals, den vielen Menschen zuzuschauen, welche auf der Strasse an mir vorbeispazierten.

Auf dem Rückweg zur Herberge bemerkte ich in einem Aquarium vor einem Restaurant Krebse, denen die Scheren mit Gummibändern fest zusammengebunden waren und die darauf warten mussten, auf dem Teller eines Gastes zu landen.

So komisch es vielleicht klingt. Mir kamen dabei die Menschen in den Sinn. Viele waren doch auch gebunden durch Verpflichtungen, Zeitmangel und Erwartungshaltungen von andern. Wie oft hiess es doch: Nein, dies kann man doch nicht machen oder aber, was sagen wohl die andern dazu.

Zum Abschluss des Stadtrundgangs kaufte ich mir auch noch ein Geschenk, nämlich zwei CD's mit galicischer Musik, die mir ja so gut gefiel.

In der Herberge setzte ich mich noch etwas in den Garten. Hier sassen bereits zwei deutsche Frauen an einem Tisch und studierten ihren Caminoreiseführer. Plötzlich vernahm ich aus dem oberen Stock lautes Schimpfen. Kurz darauf kamen drei weitere junge deutsche Frauen in den Garten. Voller Panik erzählten sie, dass sie in ihrem Zimmer unter einem Kissen viele rosarote Tierchen entdeckt hätten. Sie hätten es auch schon der Herbergsleitung erzählt. Diese habe aber nicht gross darauf reagiert.

Nun führten die Frauen lange und intensive Diskussionen, was nun zu tun sei. Schliesslich, nach einigen Telefonanrufen, hatten sie eine andere freie Herberge gefunden. Sie packten alles zusammen und verliessen panikartig unsere Unterkunft.

Nun, wir schliefen in einem andern Zimmer und hatten nichts Verdächtiges entdeckt. Zudem hatte ich bisher auch noch nie etwas von rosaroten Wanzen gehört. Jedenfalls beschlossen wir zu bleiben, umso mehr, als wir ja schon einmal ohne Probleme hier geschlafen hatten.

Um 19 Uhr gingen wir in der Nähe der Kathedrale essen. Es war unser letztes gemeinsames „Abendmahl", das natürlich ganz im Zeichen der Rückschau auf unsere Pilgerzeit stand.

Zurück in unserem Zimmer kam ich noch mit einer netten Spanierin ins Gespräch, welche mir, wie früher schon eine Österreicherin, den portugiesischen Jakobsweg sehr empfahl. Und ich nahm mir vor, diesen Weg wirklich auch einmal zu machen.

25.9.15
Santiago – Mosnang

Heute war die Rückkehr in die Schweiz angesagt. Ich freute mich darauf, wieder nach Hause zu kommen. Dort wartete ja meine Familie, die ich nun doch zwei Monate nicht mehr gesehen hatte. Zudem hatte sich bei mir in den letzten Tagen zusätzlich eine gewisse Müdigkeit breitgemacht und es war Zeit für eine Erholung. Auch mein Körper schien etwas ausgelaugt zu sein nach 1600 Kilometern.

Um halb sieben war für mich Tagwache. Allerdings war ich schon viel früher wach gewesen. Ich packte all mein Hab und Gut in den Rucksack und zum ersten Mal seit langem fragte ich mich am Morgen, welche Schuhe ich nun anziehen sollte. Ich entschied mich aber doch wieder für die Wanderschuhe. Sonst hätte ich diese ja irgendwo im prallgefüllten Rucksack verstauen müssen.

Nun hiess es Abschied nehmen von Michel und Miguel. Wir waren ein sehr gutes Team gewesen, das sich wie ein Leitfaden durch den Camino gezogen hatte. Zwar hatten wir nicht jede Minute zusammen verbracht, aber unsere „Verbindung" war wie ein sicherer Hort gewesen, den ich immer wieder hatte aufsuchen können und nicht hätte vermissen wollen. So verabschiedete ich mich herzlich von meinen beiden Freunden, die gerade dabei waren, aufzustehen.

Miguel gedachte - wie ich - schon heute die Heimreise anzutreten, während Michel noch einen weiteren Tag hier in Santiago bleiben wollte.

Jetzt ging ich mit Xavier, der in der gleichen Herberge wie ich übernachtet hatte, zur Bushaltestelle. Als der Bus zur erwarteten Zeit noch nicht da war, wurden wir etwas unruhig. Plötzlich waren wir nicht mehr sicher, ob dies hier wirklich unsere Bushaltestelle war. So fragte ich einen vorbeigehenden Mann, ob wir hier richtig seien. Dieser verneinte es und zeigte in die Richtung, wo sich die Haltestelle befand. Natürlich war dort der Bus schon längst abgefahren. Doch ohne Pause fuhr er fort, dass er auch zum Flughafen müsse und sich dafür ein Taxi bestellt habe. Wenn wir wollten, könnten wir mitfahren. Dieses Angebot nahmen wir natürlich gerne an. Es war sehr gemütlich und wir erreichten unseren Zielort noch einiges früher als „unser Bus".

Als wir uns nach dem Aussteigen nach den Fahrtkosten erkundigten, winkte unser Helfer ab und erklärte, dass er nichts dafür wolle und dies schon in Ordnung sei. Und schon war er weg. Diese Begebenheit heute Morgen war irgendwie typisch für den Camino. Bei einem Problem wurde meist gleich auch die Lösung dazu präsentiert. Ob das purer Zufall war oder doch mehr, lag ausserhalb meiner Beurteilungsmöglichkeiten. Jedenfalls hatte ich Ähnliches auf dem Jakobsweg mehrere Male erlebt.

Da wir nun genügend Zeit hatten, ging ich mit Xavier noch etwas trinken. Danach gab ich meinen Rucksack ab und passierte anschliessend die obligate Sicherheitskontrolle.

Pünktlich um halb elf Uhr startete mein Flugzeug in Richtung Schweiz. Mein Flug verlief reibungslos. In luftiger Höhe fragte ich mich, ob mich wohl meine Frau am Flughafen abholen würde. Mein Bauchgefühl sagte ja. Nun man würde ja sehen. Nach einer erstaunlich kurzen Flugzeit landete ich in Basel.

Gemessen an der Weite hatte ich dabei heute in zwei Stunden etwa die gleiche Wegstrecke zurückgelegt wie zu Fuss auf dem Jakobsweg in zwei Monaten. Doch die Fülle der Erlebnisse auf den beiden Strecken könnte unterschiedlicher kaum sein. Und wie ich es insgeheim erhofft hatte, erwartete mich Elisabeth am Flughafen.

Mit dem Zug ging es nun Richtung Ostschweiz. Am frühen Nachmittag kamen wir dann zu Hause an, wo ich dann als eine der ersten Arbeiten meine Jakobswegutensilien mit einem Spray desinfizierte, weil ich Wanzen als tägliche Begleiter nicht unbedingt haben musste.

Nachwort

Jetzt, da ich dieses Nachwort schreibe, sind seit der Rückkehr von Santiago etwa zwei Monate vergangen. Die Zeit auf dem Jakobsweg war ein ganz besonderes, einzigartiges Erlebnis. Und ich kann ohne Übertreibung sagen, dass ich keine Sekunde überlegt hatte, wozu ich diesen Weg machte. Auch das Thema Abbruch stand nie zur Diskussion.

In den ersten Tagen und Wochen nach der Rückkehr war mir der Camino noch sehr nahe und ich hatte, wie auch andere Pilger, mit denen ich noch Kontakt habe, gewisse Probleme, mich wieder im neuen, alten Leben zurechtzufinden.

Heute habe ich diesen Weg zurück geschafft, obwohl ich natürlich immer noch sehr gerne an die schöne Zeit zurückdenke.

Dem Leser dieses Buches kann ich nur empfehlen, diesen Weg auch einmal zu gehen. Natürlich wird keiner dasselbe wie ich erleben. Aber wer offen und nicht mit einer allzu grossen Erwartungshaltung an diese „Sache" herangeht, wird, da bin ich mir sicher, ebenfalls reich beschenkt vom Camino zurückkehren! Zum Beispiel traf ich auf dem Camino nicht einen einzigen Pilger, der den Camino beendete, weil es ihm nicht gefallen hatte. Dagegen sah ich Tränen der Enttäuschung bei Pilgern, die wegen körperlichen Problemen hatten aufgeben müssen.

Natürlich ist es klar, dass man von Zeit zu Zeit an gewisse Grenzen kommt, man auch hie und da mit Schmerzen konfrontiert wird oder sich einsam fühlt. Aber gerade in dieser Spannung zwischen Freude und Leid liegt ja das wirkliche (Er)Leben. Ich selber habe vor, im kommenden Jahr, diesmal mit meiner Frau Elisabeth zusammen, den portugiesischen Weg zu gehen. Es wird eine ganz andere Erfahrung werden, aber ich freue mich schon jetzt auf diese Zeit.

Zum Schluss wünsche ich allen, die diesen Schritt auch einmal wagen möchten: „Lebe deinen Traum" und „Buen Camino"!

N.B. Falls jemand Fragen oder Kritik zu diesem Buch hat, kann er diese an folgende E-Mailadresse richten:

juerg.nueesch@bluewin.ch